中国劳动者职业健康素养
——基本知识与技能释义

2022年版

组织编写　中国疾病预防控制中心职业卫生与中毒控制所
主　审　李　涛
主　编　孙　新　李　霜
副主编　张巧耘　张美辨

U0276102

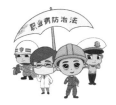
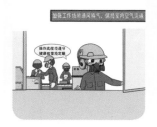
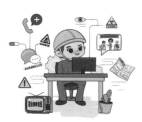
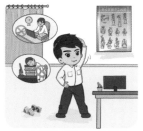

人民卫生出版社
·北　京·

图书在版编目（CIP）数据

中国劳动者职业健康素养：基本知识与技能释义：2022年版 / 孙新，李霜主编 . —北京：人民卫生出版社，2022.12

ISBN 978-7-117-34168-4

Ⅰ.①中… Ⅱ.①孙…②李… Ⅲ.①劳动卫生 —基本知识 —中国 —2022 Ⅳ.①R13

中国版本图书馆 CIP 数据核字（2022）第 241847 号

人卫智网	www.ipmph.com	医学教育、学术、考试、健康，购书智慧智能综合服务平台
人卫官网	www.pmph.com	人卫官方资讯发布平台

中国劳动者职业健康素养
——基本知识与技能释义（2022 年版）
Zhongguo Laodongzhe Zhiye Jiankang Suyang
——Jiben Zhishi yu Jineng Shiyi（2022 Nian Ban）

主　　编：孙　新　李　霜
出版发行：人民卫生出版社（中继线 010-59780011）
地　　址：北京市朝阳区潘家园南里 19 号
邮　　编：100021
E - mail：pmph @ pmph.com
购书热线：010-59787592　010-59787584　010-65264830
印　　刷：廊坊一二〇六印刷厂
经　　销：新华书店
开　　本：889 × 1194　1/32　　印张：4.5
字　　数：76 千字
版　　次：2022 年 12 月第 1 版
印　　次：2023 年 5 月第 1 次印刷
标准书号：ISBN 978-7-117-34168-4
定　　价：35.00 元

打击盗版举报电话: 010-59787491　E-mail: WQ @ pmph.com
质量问题联系电话: 010-59787234　E-mail: zhiliang @ pmph.com
数字融合服务电话: 4001118166　E-mail: zengzhi @ pmph.com

中国劳动者职业健康素养
——基本知识与技能释义（2022年版）

编写委员会

主　审　李　涛
主　编　孙　新　李　霜
副主编　张巧耘　张美辨
编　委（以姓氏汉语拼音为序）

丁晓文　北京市化工职业病防治院（北京市职业病防治
　　　　研究院）
李　莉　中国健康教育中心
李　霜　中国疾病预防控制中心职业卫生与中毒控制所
李博雅　中国疾病预防控制中心职业卫生与中毒控制所
刘建香　中国疾病预防控制中心辐射防护与核安全医学所
刘晓曼　中国疾病预防控制中心职业卫生与中毒控制所
梅良英　湖北省疾病预防控制中心
聂云峰　湖南省职业病防治院
任　军　中国疾病预防控制中心职业卫生与中毒控制所
孙　新　中国疾病预防控制中心职业卫生与中毒控制所
孙彦彦　中国疾病预防控制中心职业卫生与中毒控制所
王　瑾　中国疾病预防控制中心职业卫生与中毒控制所
文　娜　湖南省职业病防治院
杨　敏　广东省职业病防治院
尹　艳　上海市疾病预防控制中心
余善法　河南省医学高等专科学校
袁　方　重庆市疾病预防控制中心
曾　强　天津市疾病预防控制中心
张美辨　中国疾病预防控制中心职业卫生与中毒控制所
张巧耘　江苏省疾病预防控制中心
编写秘书　孙彦彦　李博雅

前　言

　　健康素养水平是个人健康的主要决定因素，也是群体健康状况的重要评价指标，提升健康素养水平是国际公认的维持全民健康最经济、最有效的策略。职业健康素养是指劳动者获得职业健康基本知识，践行健康工作方式和生活方式，防范职业病和工作相关疾病发生风险，维护和促进自身健康的意识和能力。2022年1月26日，国家卫生健康委正式发布了《中国居民及重点人群健康素养监测统计调查制度》。这是我国实施重点人群职业健康素养监测与干预工作的重要指导性文件，对于提升劳动者职业健康素养水平、维护全人群全生命周期的健康至关重要。

　　职业健康素养基本知识和技能信息是将宏观政策理念转化为具体实践的"桥梁"，是开展监测与干预工作的重要基础和抓手。受国家卫生健康委职业健康司委托，中国疾病预防控制中心职业卫生与中毒控制所组织编制并印发了《中国劳动者职业健康素养——基本知识与技能（2022 年版）》（简称《职业健康素养 60 条》），为开展监测与干预工作明确了范围和方向。

　　本书以《职业健康素养 60 条》为蓝本，对每一条都进行了深入浅出、简明扼要的解读，并逐一适配了插图，对于广大劳动者理解和掌握职业健康基本知识、理念、技能和方法，并在工作中加以运用是非常有帮助的。希望更多同行关心关注职业健康素养，全面准确理解每条素养信息涵盖的关键内容，为服务职业健康保护工作献计献策，促进职业健康素养水平跃上快速发展的新台阶！

　　由于编写整理时间仓促，难免有不妥之处，敬请广大读者批评指正！

孙 新　李 霜

2022 年 8 月

目　录

一、职业健康法律知识

1. 《中华人民共和国职业病防治法》是保护劳动者健康及其相关权益的基本法律。

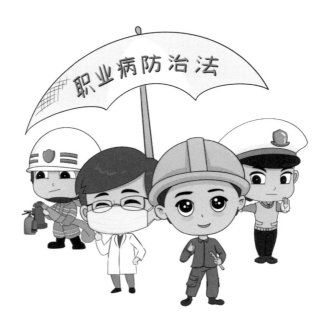

【释义】

　　《中华人民共和国职业病防治法》（以下简称《职业病防治法》）在总则第一条中明确，"为了预防、控制和消除职业病危害，防治职业病，保护劳动者健康及其相关权益，促进经济社会发展，根据宪法，制定本法。"

1992年4月，原卫生部副部长何界生代表卫生部，向第七届全国人大常委会作了题为"我国面临的职业危害形势"的报告，因职业病给企业、社会、家庭造成的社会和经济不良影响，让在座的人大代表感到震惊。为有效防治职业病，保护劳动者健康，全国人大常委会授权卫生部组织起草《职业病防治法》。历经10年的调研和修订，2001年10月27日，《职业病防治法》经第九届全国人民代表大会常务委员会第二十四次会议审议通过，自2002年5月1日起正式施行。

自2002年实施以来，《职业病防治法》作为我国保护劳动者健康及其相关权益的基本法律，坚持预防为主、防治结合的方针，对职业病的预防、诊断、治疗和职业病病人待遇保障各环节做了全面的规定，对遏制职业病高发势头、保护劳动者健康权益起到了重要的作用。根据职业病防治工作需要，全国人民代表大会常务委员会先后于2011年12月31日第十一届第二十四次会议、2016年7月2日第十二届第二十一次会议、2017年11月4日第十二届第三十次会议和2018年12月29日第十三届第七次会议对《职业病防治法》进行了四次修正。党的十九大作出实施健康中国战略的重大决策部署，党中央作出《中共中央关于制定国民经济和社会发展第十四个五年规划和二〇三五年远景目标的建议》、国务院发布《"健康中国 2030"规划纲要》《关于实施健康中国行动的意见》等，对保护劳动者职业健康、促进全体人民共同富裕提出了新的、更高的要求。充分发挥《职业病防治法》的法律作用，切实保障劳动者全人群、全周期的健康，促进社会经济可持续发展，健全基本公共卫生服务体系，完善共建共治共享的社会治理制度，扎实推动共同富裕，不断增强人民群众获得感、幸福感、安全感，以满足人民对日益增长的美好生活的需要。

2. 职业病是指企业、事业单位和个体经济组织等用人单位的劳动者在职业活动中，因接触粉尘、放射性物质和其他有毒、有害因素而引起的疾病。

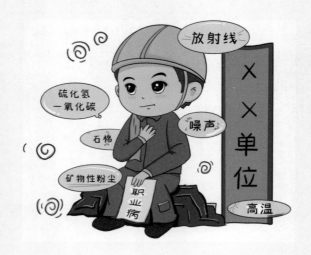

【释义】

《职业病防治法》第二条规定，本法所称职业病，是指企业、事业单位和个体经济组织等用人单位的劳动者在职业活动中，因接触粉尘、放射性物质和其他有毒、有害因素而引起的疾病。

根据上述规定，构成职业病主要有四个要素：

一是病人，罹患职业病的人是企业、事业单位和个体经济组织等用人单位的劳动者。

二是环境，职业病一定是在从事职业活动的过程中发生的。

三是因素，职业病是因为接触粉尘、有毒有害物质、物理因素等职业病危害因素而引起的。

四是病种，我国现行《职业病分类和目录》（2013）包括 10 类 132 种职业病，目录之外的疾病均不属于法定职业病。

以上四个要素，缺少任何一个，都不能构成职业病。

3. 职业病是可以预防的疾病，通过采取有效的控制措施可以预防职业病的发生。

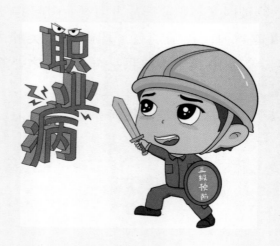

【释义】

《职业病防治法》第三条明确，职业病防治工作坚持预防为主、防治结合的方针，建立用人单位负责、行政机关监管、行业自律、职工参与和社会监督的机制，实行分类管理、综合治理。

职业病的发病主要取决于三个条件：

一是接触有害因素的性质。即接触的有害因素是否能对人体健康造成损害，或者不同因素对人体健康损害的严重程度。

二是接触有害因素的剂量。通常来说，粉尘、化学毒物等对人体的损害，都与人体接触的浓度有关系，噪声、振动等有害因素对人体的损害，则与接触的强度有直接关联。

三是劳动者个人的健康状况。不同个体体质上的差异，可能会导致在同一个作业环境下受到的损害程度不同，譬如在一个空气中化学毒物浓度相同的作业环境下，有些人容易发生中毒，有些人可能就不会受影响；在中毒患者中，也会有症状的轻重不同或中毒症状出现的先后之分。

因此，根据上述发病条件，可针对性的采取三级预防措施，以有效避免职业病的发生。

第一级预防，又称病因预防，一是通过采用先进的生产工艺、技术和无毒（害）或低毒（害）的原辅材料，消除或减少粉尘、毒物等有害因素。二是在工作场所针对性的设计防尘、防毒、防噪声、防振动等防护设施，如通风装置、除尘器、隔音罩、减震器等，以降低工作场所有害物质的浓度或强度。三是在前两项措施仍不能消除工作场所中的有害因素时，用人单位应为劳动者配备个体防护用品，如防尘口罩、防噪声耳塞等，劳动者应规范佩戴，预防职业病发生。

第二级预防，又称发病预防，是对接触职业病危害的劳动者开展定期或不定期职业健康检查，早期发现健康损害、职业病和职业禁忌证（比一般职业人群更易于遭受职业病危害和罹患职业病，或者可能导致原有自身疾病病情加重等）。对职业健康检查发现有健康损害的劳动者，用人单位应及时组织进行职业病诊断。对有职业禁忌的劳动者，应及时调整工作岗位。

第三级预防，又称临床预防，是对罹患职业病的劳动者给予积极治疗，并采取促进康复的各项措施。

4. 国家加强职业健康保护，县级以上
人民政府应当制定职业病防治规划，
提高职业病综合防治能力和水平。

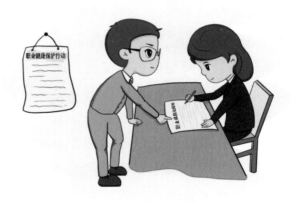

【释义】

　　职业健康是健康中国建设的重要基础和组成部分，事关广大劳动者健康福祉与经济发展和社会稳定大局。党中央、国务院高度重视职业健康工作，《中华人民共和国基本医疗卫生与健康促进法》（以下简称《基本医疗卫生与健康促进法》）第二十三条明确规定，国家加强职业健康保护。《职业病防治法》第十条规定，国务院和县级以上地方人民政府应当制定职业病防治规划，将其纳入国民经济和社会发展计划，并组织实施。县级以上人民政府应

当制定职业病防治规划，建立健全职业健康工作机制，加强职业健康监督管理，提高职业病综合防治能力和水平。

2021 年，按照党的十九大关于实施健康中国战略的决策部署，依据《职业病防治法》和《国民经济和社会发展第十四个五年规划和 2035 年远景目标纲要》，国家卫生健康委会同国务院职业病防治工作部际联席会议其他成员单位研究制定了《国家职业病防治规划（2021—2025 年）》，经联席会议全体会议审议通过并发布。规划要求各地区要把职业健康工作纳入本地区国民经济和社会发展总体规划和民生工程，制定和实施职业病防治规划。建立健全职业健康工作目标和责任考核制度，推动将职业健康有关指标纳入对地方各级政府考核指标体系。

2020 年，国家卫生健康委印发《关于加强职业病防治技术支撑体系建设的指导意见》（国卫职健发〔2020〕5 号），健全完善国家、省、市、县四级并向乡镇延伸的职业病防治技术支撑体系，基础设施、人才队伍和学科建设进一步加强，监测评估、工程防护、诊断救治等技术支撑能力进一步提升，满足新时期职业病防治工作的需要。

5. 用人单位是职业病防治的责任主体，应当为职工创造有益于健康的环境和条件；劳动者应当学习和掌握相关职业健康知识，提高职业健康素养水平，保持和促进自身健康。

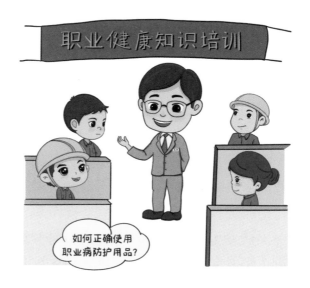

【释义】

《职业病防治法》第四条规定，用人单位应当为劳动者创造符合国家职业卫生标准和卫生要求的工作环境和条件，并采取措施保障劳动者获得职业卫生保护。第五条规定，用人单位应当建立、健全职业病防治责任制，加强对职业病防治的管理，提高职业病防治水平，对本单位产生的职业病危害承担责任。第六条规定，用人单位的主要负责人对本单位的职业病防治工作全面负责。《基本医疗卫生与健康促进法》第二十三条规定，用人单位应当控制职业病危害因素，采取工程技术、个体防护和健康管理等综合治理措施，改善工作环境和劳动条件。

用人单位加强职业病防治管理，一是法律的要求。用人单位是本单位职业病防治的责任主体，应依法保障劳动者的健康权益。二是预防职业病，保护职工健康的要求。三是企业健康发展的要求。一旦发生职业病危害事故，不仅损害劳动者的健康，造成巨大的经济损失，还将面临法律的制裁。

职业健康素养是指劳动者获得职业健康基本知识，践行健康工作方式和生活方式，防范职业病和工作相关疾病发生风险，维护和促进自身健康的意识和能力。提升职业健康素养水平，对于保护劳动者全面健康，乃至维护全人群全生命周期的健康至关重要。《职业病防治法》第三十四条规定，劳动者应当学习和掌握相关的职业卫生知识，增强职业病防范意识，遵守职业病防治法律、法规、规章和操作规程，正确使用、维护职业病防护设备和个人使用的职业病防护用品，发现职业病危害事故隐患应当及时报告。

提高职业健康素养水平，需要政府、社会、用人单位、劳动者个人共同努力。劳动个人是自己健康的第一责任人，应当主动学习职业健康知识，树立职业健康意识，养成健康生活方式和工作方式，不断提升职业健康素养水平。

6. 女职工依法享有月经期、孕期、产期、哺乳期等特殊生理时期的职业健康保护。

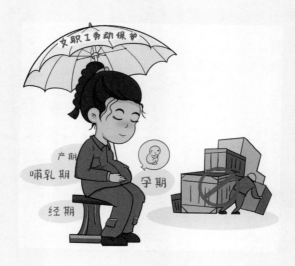

【释义】

　　月经、妊娠、分娩、哺乳，都是女性特有的生理时期，女职工在此期间，生理功能发生改变，更容易受到职业病有害因素的影响，不仅关系到女职工自身的健康，而且影响下一代的健康，应该特别重视女职工特殊生理期的职业健康保护。

　　《职业病防治法》第三十八条规定，不得安排孕期、哺乳期的女职工从事对本人和胎儿、婴儿有危害的作业。《中华人民共和国劳动法》（以下简称《劳动法》)、《中华人民共和国劳动合同法》（以下简称《劳动合同法》)、《女职工劳动保护特别规定》等法律法规对女职工的权益都有特殊规定，保障女职工在月经期、孕期、产期、哺乳期等特殊生理时期的权益不受侵害。具体包括如下特殊劳动保护：

一是月经期保护。女职工在月经期间，用人单位不得安排其从事：①冷水作业分级标准中规定的第二级～第四级冷水作业；②低温作业分级标准中规定的第二级～第四级低温作业；③体力劳动强度分级标准中规定的第三级、第四级体力劳动强度的作业；④高处作业分级标准中规定的第三级、第四级高处作业。

二是孕期保护。女职工在怀孕期间，用人单位不得安排其从事国家规定的孕期禁忌从事的劳动范围，包括：①作业场所空气中铅及其化合物、汞及其化合物、苯、镉、铍、砷、氰化物、氮氧化物、一氧化碳、二硫化碳、氯、己内酰胺、氯丁二烯、氯乙烯、环氧乙烷、苯胺、甲醛等有毒物质浓度超过国家职业卫生标准的作业；②从事抗癌药物、己烯雌酚生产，接触麻醉剂气体等的作业；③非密封源放射性物质的操作，核事故与放射事故的应急处置；④高处作业分级标准中规定的高处作业；⑤冷水作业分级标准中规定的冷水作业；⑥低温作业分级标准中规定的低温作业；⑦高温作业分级标准中规定的第三级、第四级的作业；⑧噪声作业分级标准中规定的第三级、第四级的作业；⑨体力劳动强度分级标准中规定的第三级、第四级体力劳动强度的作业；⑩在密闭空间、高压室作业或者潜水作业，伴有强烈振动的作业，或者需要频繁弯腰、攀高、下蹲的作业。女职工在孕期不能适应原劳动的，用人单位应当根据医疗机构的证明，予以减轻劳动量或者安排其他能够适应的劳动。对怀孕7个月以上的女职工，用人单位不得延长劳动时间或者安排夜班劳动，并应当在劳动时间内安排一定的休息时间。

三是产期保护。女职工的生产，既包括正常生产，也包括中止妊娠。女职工生育享受98天产假，其中产前可以休假15天；难产的，增加产假15天；生育多胞胎的，每多生育1个婴儿，增加产假15天。女职工怀孕未满4个月流产的，享受15天产假；怀孕满4个月流产的，享受42天产假。女职工休产假期间工资照发。四是哺乳期保护。对哺乳未满1周岁婴儿的女职工，用人单位不得延长劳动时间或者安排夜班劳动，用人单位不得安排其从事国家规定的哺乳期禁忌从事的劳动范围，包括：①孕期禁忌从事的作业场所空气中有毒物质浓度超过国家职业卫生标准的作业，以及作业场所空气中锰、氟、溴、甲醇、有机磷化合物、有机氯化合物等有毒物质浓度超过国家职业卫生标准的作业；②非密封源放射性物质的操作，核事故与放射事故的应急处置；③体力劳动强度分级标准中规定的第三级、第四级体力劳动强度的作业。

用人单位不得在女职工孕期、产期、哺乳期降低其基本工资，或者解除劳动合同。

7. 用人单位应当积极组织职工开展健
身活动，保护职工健康；国家鼓励
用人单位开展职工健康指导工作，
提倡用人单位为职工定期开展健康
检查。

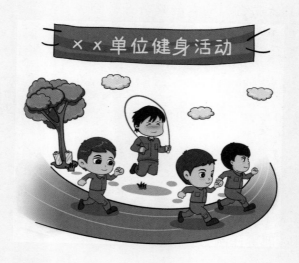

【释义】

《基本医疗卫生与健康促进法》第七十九条规
定，用人单位应当为职工创造有益于健康的环境和
条件，严格执行劳动安全卫生等相关规定，积极组
织职工开展健身活动，保护职工健康。国家鼓励用
人单位开展职工健康指导工作。国家提倡用人单位
为职工定期开展健康检查。法律、法规对健康检查

有规定的，依照其规定。《"健康中国 2030"规划纲要》第六章，提高全民身体素质中明确要求：加强科学指导，促进妇女、老年人和职业群体积极参与全民健身。积极倡导用人单位结合自身特点，组织开展适合不同工作场所或工作方式特点的健身活动，提倡社会各单位将健康指标与工作效率相结合的评价机制，提高全面健身科学化水平。

《"健康中国 2030"规划纲要》要求把健康摆在优先发展的战略地位，实现健康与经济社会良性协调发展。推行健康生活方式，减少疾病发生，强化早诊断、早治疗、早康复，实现全民健康，鼓励发展健康检查、咨询等健康服务，促进个性化健康管理服务发展。健康检查可以发现疾病和影响健康的危险因素，实现早预防、早诊断、早治疗。《职业健康保护行动》鼓励用人单位建立职业病防治和健康管理责任制，做好员工健康管理。

8. 劳动合同应写明工作过程中可能产生的职业病危害及其后果、职业病防护措施和待遇等。

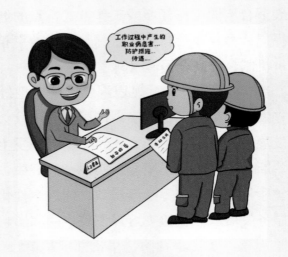

【释义】

　　用人单位应依据《劳动合同法》与员工签订劳动合同，如实告知员工工作内容、工作条件、工作地点、职业病危害、安全生产状况、劳动报酬以及劳动者要求了解的其他情况。存在职业病危害的用人单位与员工订立劳动合同（含聘用合同，下同）时，还应依据《职业病防治法》第三十三条的规定，将工作过程中可能产生的职业病危害及其后果、职业病防护措施和待遇等如实告知劳动者，并在劳动合同中写明，不得隐瞒或者欺骗。劳动者在已订立劳动合同期间因工作岗位或者工作内容变更，从事与所订立劳动合同中未告知的存在职业病危害的作业时，用人单位应当向劳动者履行如实告知的义务，并协商变更原劳动合同相关条款。用人单位违反告知规定的，劳动者有权拒绝从事存在职业病危害的作业，用人单位不得因此解除与劳动者所订立的劳动合同。

9. 工作场所职业病危害因素的强度或浓度应符合国家职业卫生标准和卫生要求。

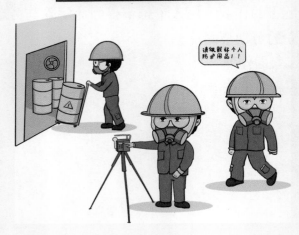

【释义】

《职业病防治法》第四条规定，用人单位应当为劳动者创造符合国家职业卫生标准和卫生要求的工作环境和条件。第十五条在用人单位工作场所职业卫生要求中明确，工作场所职业病危害因素的强度或者浓度符合国家职业卫生标准。第二十六条规定，用人单位应当实施由专人负责的职业病危害因素日常监测，并确保监测系统处于正常运行状态。

用人单位应当按照国务院卫生行政部门的规定，定期对工作场所进行职业病危害因素检测、评价。检测结果向劳动者公布，监测、检测、评价结果存入企业职业卫生档案。为切实保护劳动者的健康和生命安全，发现工作场所职业病危害因素的强度或者浓度不符合国家职业卫生标准和卫生要求时，用人单位应当立即采取相应治理措施，仍然达不到国家职业卫生标准和卫生要求的，必须停止存在职业病危害因素的作业；职业病危害因素经治理后，符合国家职业卫生标准和卫生要求的，方可重新作业。

10. 劳动者有权拒绝违章指挥和强令冒险作业，女职工有权拒绝矿山井下、高强度体力劳动等禁忌作业。

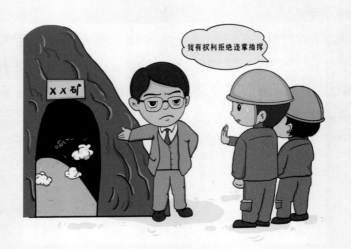

【释义】

《职业病防治法》第三十九条、《中华人民共和国安全生产法》（以下简称《安全生产法》）第五十四条、《劳动法》第五十六条都明确规定了劳动者拒绝违章指挥和强令冒险作业的权利，以及对危及生命健康行为的批评、检举和控告权利。《职业病防治法》第三十九条劳动者享有职业卫生保护权利，包括：（五）规定，对违反职业病防治法律、法规以及危及生命健康的行为提出批评、检举和控告；（六）拒绝违章指挥和强令进行没有职业病防护措施的作业。《安全生产法》第五十四条规定，从业人员有权对本单位安全生产工作中存在的问题提出批评、检举、控告；有权拒绝违章指挥和强令冒险作业。从业人员享有的拒绝违章指挥、强令冒险作业权，是保护从业人员生命安全和健康的一项重要权利。《劳动法》第五十六条规定，劳动者对用人单位管理人员违章指挥、强令冒险作业，有权拒绝执行；对危害生命安全和身体健康的行为，有权提出批评、检举和控告。

违章指挥主要是指生产经营单位的负责人、生产管理人员和工程技术人员违反规章制度，不顾从业人员的生命安全和健康，指挥从业人员进行生产活动的行为。强令冒险作业是指生产经营单位管理人员对于存在危及作业人员人身安全的危险因素而又没有相应的安全保护措施的作业，不顾从业人员的生命安全和健康，强迫命令从业人员进行作业。违章指挥和强令冒险作业对从业人员生命安全和健康构成极大威胁。为了保护自己的生命安全和健康，对于生产经营单位的这种行为，劳动者有权予以拒绝。

《女职工劳动保护特别规定》第四条规定，用人单位应当遵守女职工禁忌从事的劳动范围的规定。用人单位应当将本单位属于女职工禁忌从事的劳动范围的岗位书面告知女职工。女职工禁忌从事的劳动范围包括矿山井下、高强度体力劳动等禁忌作业。

11. 职业健康检查是早期发现劳动者健康损害与职业禁忌证，减轻职业病危害后果的重要措施，职业健康检查费用由用人单位承担。

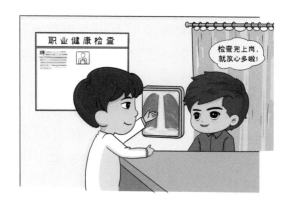

【释义】

职业健康检查是指医疗卫生机构按照国家有关规定，对从事接触职业病危害作业的劳动者进行的上岗前、在岗期间、离岗时的健康检查。

职业健康检查分为上岗前职业健康检查、在岗期间职业健康检查、离岗时职业健康检查。上岗前职业健康检查的目的在于掌握劳动者的健康状况，发现职业禁忌；在岗期间的职业健康检查目的在于早期发现职业病病人或疑似职业病病人或发现劳动者的其他健康异常改变，及时发现有职业禁忌的劳动者；离岗时的职业健康检查是为了解劳动者离开工作岗位时的健康状况。

《职业病防治法》第三十五条规定，对从事接触职业病危害作业的劳动者，用人单位应当按照国务院卫生行政部门的规定，组织上岗前、在岗期间和离岗时的职业健康检查，并将检查结果书面告知劳动者，职业健康检查费用由用人单位承担。《职业病防治法》第五十六规定，劳动者享有获得职业健康检查、职业病诊疗、康复等职业病防治服务在内的七个方面的职业卫生保护权利。

职业健康检查是职业健康监护的重要内容之一，是预防职业病的重要手段。职业健康检查有助于早期发现职业病、职业禁忌证和可能的其他疾病和健康损害，对从事或拟从事接触职业病危害作业的劳动者，必须按要求组织进行职业健康检查。

用人单位安排从事接触职业病危害作业的劳动者进行职业健康检查是法定义务，应当根据劳动者所接触的职业病危害因素，安排劳动者进行上岗前、在岗期间、离岗时职业健康检查，建立职业健康监护档案，并按照规定的期限妥善保存。

12. 职业健康检查不能由一般健康体检替代。

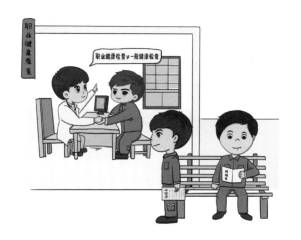

【释义】

《基本医疗卫生与健康促进法》第七十九条规定，"国家提倡用人单位为职工定期开展健康检查。法律、法规对健康检查有规定的，依照其规定"。《职业病防治法》第三十五条规定，对从事接触职业病危害作业的劳动者，用人单位应当按照国务院卫生行政部门的规定，组织上岗前、在岗期间和离岗时的职业健康检查，并将检查结果书面告知劳动者。职业健康检查费用由用人单位承担。国家从法律层面强制用人单位必须组织接触职业病危害作业的劳动者进行职业健康检查，这是法律赋予劳动者的权利，也是法律赋予用人单位不可推卸的义务。对于未按照规定组织职业健康检查的，《职业病防治法》规定，由卫生行政部门责令限期改正，给予警告，可以并处五万元以上十万元以下的罚款。

一般健康体检和职业健康检查不同之处主要体现以下几方面：

序号	不同之处	一般健康体检	职业健康检查
1	对象不同	任何人	接触粉尘、放射性物质和其他有毒、有害因素的劳动者
2	目的不同	通过医学手段和方法对受检者进行身体检查，了解受检者健康状况、早期发现疾病线索和健康隐患的诊疗行为	由用人单位组织从事接触职业病危害作业的劳动者进行的健康检查，目的在于筛查职业病、疑似职业病及职业禁忌及可能的其他疾病和健康损害，维护劳动者职业卫生保护权利，分清健康损害的法律责任
3	组织形式不同	无须其他的手续、材料	必须由用人单位签订委托协议书或出具单位介绍信，并提供用人单位基本情况、工作场所职业病危害因素种类及其接触人员名册、岗位（或工种）、接触时间，工作场所职业病危害因素定期检测等相关资料

续表

序号	不同之处	一般健康体检	职业健康检查
4	诊断依据不同	临床诊断相关技术规范	《职业健康监护技术规范》
5	承担机构要求不同	可以在各级医疗卫生机构进行	必须在省级卫生健康主管部门向社会公布的备案开展职业健康检查的医疗卫生机构进行
6	结论不同	根据被检查者所检查项目是否存在异常,从而对被检查者作出健康评估	判断劳动者是否患有疑似职业病、职业禁忌证,是否适宜从事特定的作业岗位,这是一般健康体检无法得出的结论
7	处理方法不同	如果发现被检查者身体健康状况异常,仅给予治疗建议	如果发现劳动者患有职业健康损害或职业禁忌证,除了治疗建议,更重要的是提出调离工种岗位、进行职业病诊断等建议

职业健康检查对接触职业病危害因素的劳动者具有重要作用，不是一般健康体检能代替的。

13. 对遭受或者可能遭受急性职业病危害的劳动者，应及时进行应急健康检查和医学观察。

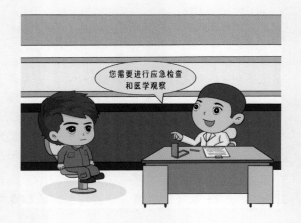

【释义】

急性职业病危害事故是指在职业活动中，由于某种意外原因，如违反操作规程、设备失修、有毒气体泄漏等，对劳动者造成的突发职业损伤，如有毒气体引起的急性中毒等。

《职业病防治法》第三十七条规定，发生或者可能发生急性职业病危害事故时，用人单位应当立即采取应急救援和控制措施，并及时报告所在地卫生行政部门和有关部门。卫生行政部门接到报告后，应当及时会同有关部门组织调查处理；必要时，可以采取临时控制措施。对遭受或者可能遭受急性职业病危害的劳动者，用人单位应当及时组织救治、进行健康检查和医学观察，所需费用由用人单位承担。依据检查结果和现场劳动卫生学调查，确定危害因素，为急救和治疗提供依据，控制职业病危害的继续蔓延和发展。从事可能产生职业性传染病作业的劳动者，在疫情流行期或近期密切接触传染病者，应及时开展应急健康检查，随时监测疫情动态。

《职业病防治法》规定，用人单位应当建立、健全职业病危害事故应急救援预案。应急救援预案应当包括救援组织、机构和人员的职责，应急措施，人员撤离路线和疏散方法，财产保护对策，事故报告途径和方式，预警设施，应急防护用品及使用指南，医疗救护等内容。劳动者应当学习和掌握相关的职业卫生知识，增强职业病防范意识，遵守职业病防治法律、法规、规章和操作规程，正确使用、维护职业病防护设备和个人使用的职业病防护用品，发现职业病危害事故隐患应当及时报告。

14. 劳动者离开用人单位时，有权索取本人职业健康监护档案复印件。

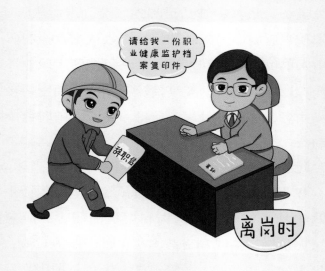

【释义】

职业健康监护档案是职业健康监护全过程的客观记录资料，是系统地观察劳动者健康状况的变化，评价个体和群体健康损害的依据。职业健康检查和职业病诊断是一项政策性很强的工作，在职业健康监护工作中会形成各种与劳动者职业健康管理相关的资料，其总和即为职业健康检查档案，是具有重要法律意义的资料性文件。因此，职业健康监护档案不仅要保证资料的完整性、连续性和科学性，还必须建立科学的管理制度。

《职业病防治法》规定，用人单位应当为劳动者建立职业健康监护档案，并按照规定的期限妥善保存。职业健康监护档案应当包括劳动者的职业史、职业病危害接触史、职业健康检查结果、处理结果和职业病诊疗等有关个人健康资料。劳动者离开用人单位时，有权索取本人职业健康监护档案复印件，用人单位应当如实、无偿提供，并在所提供的复印件上签章。对未进行离岗前职业健康检查的劳动者，用人单位不得解除或者终止与其订立的劳动合同。

劳动者健康出现损害，若有需要进行职业病诊断、鉴定的，用人单位应如实提供职业病诊断、鉴定所需的劳动者职业史和职业病危害接触史等资料。

15. 疑似职业病应依法进入职业病诊断程序，所需费用由用人单位承担。

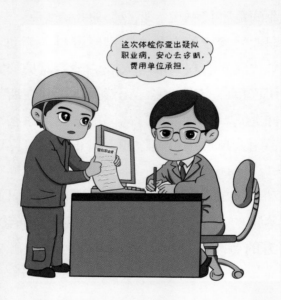

【释义】

医疗卫生机构发现疑似职业病病人时，应当告知劳动者本人并及时通知用人单位。用人单位应当及时安排疑似职业病病人进行职业病诊断；在疑似职业病病人诊断或者医学观察期间，不得解除或者终止与其订立的劳动合同。疑似职业病病人在诊断、医学观察期间的费用，由用人单位承担。

劳动者被告知患有疑似职业病时，可自行或

在用人单位安排下到职业病诊断机构进行诊断。劳动者到职业病诊断机构进行诊断时，应当按照职业病诊断机构的要求填写"职业病诊断就诊登记表"，并提供本人掌握的职业病诊断有关资料。

16. 职业病诊断可以在单位所在地、本人户籍所在地或经常居住地的职业病诊断机构进行。

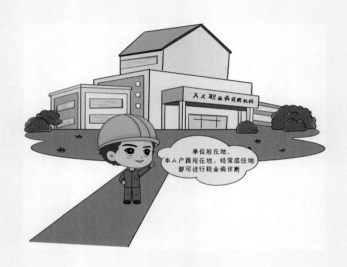

【释义】

　　劳动者要求进行职业病诊断时，可依据自己就诊的方便程度，选择用人单位所在地、本人户籍所在地或者经常居住地的职业病诊断机构进行。职业病诊断机构是指在省级卫生健康主管部门完成职业病诊断工作备案的医疗卫生机构，机构具体名称、地址、可接诊的诊断项目范围等相关信息可在省级卫生健康主管部门网站上查询或向辖区卫生健康主管部门咨询。

17. 当事人对职业病诊断有异议的，可以向作出诊断的医疗卫生机构所在地设区的市级以上地方卫生健康主管部门申请鉴定。

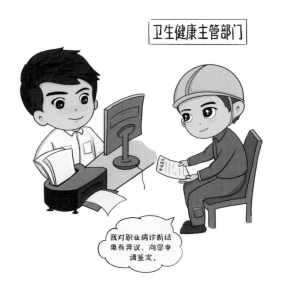

【释义】

当事人，包括用人单位或劳动者，对职业病诊断机构作出的职业病诊断结论有异议的，可以在接到职业病诊断证明书之日起 30 日内，向作出诊断的职业病诊断机构所在地设区的市级卫生健康主管部门申请鉴定。设区的市级以上地方卫生健康主管部门可以指定办事机构，具体承担职业病诊断鉴定的组织和日常性工作。职业病诊断鉴定办事机构的具体名称、工作时间、地点、联系人、联系电话和鉴定工作程序等可在同级卫生健康主管部门官网上查询或向作出职业病诊断的机构咨询。

18. 职业病诊断鉴定实行两级鉴定制，设区的市级职业病诊断鉴定委员会负责职业病诊断争议的首次鉴定，省级鉴定为最终鉴定。

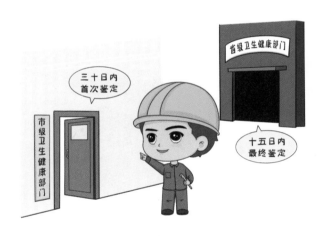

【释义】

职业病诊断鉴定是对当事人（用人单位或劳动者）对职业病诊断结论异议的鉴定，分为二级鉴定。做出职业病诊断的医疗卫生机构所在地的市级卫生健康主管部门组织首次职业病鉴定。省级卫生健康主管部门做出的职业病鉴定为最终鉴定。

设区的市级以上地方卫生健康主管部门可指定同级职业病诊断鉴定办事机构，具体承担职业病诊断鉴定的组织和日常性工作。指定办事机构的具体名称、工作时间、地点、联系人、联系电话和鉴定工作程序等可在同级卫生健康主管部门官网上查询或向作出职业病诊断 / 首次鉴定的机构咨询。

19. 国家对职业病实行分类管理，制定并发布《职业病分类和目录》。

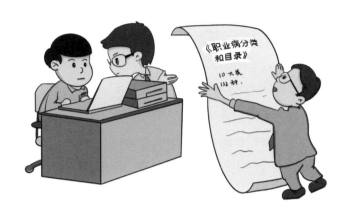

【释义】

　　并非所有跟工作相关的疾病都属于职业病，法定职业病有严格的定义和范围，在《职业病防治法》中明确规定了职业病的分类和目录由国务院卫生行政部门会同国务院劳动保障行政部门制定、调整并公布。1957年我国颁布了关于试行《职业病范围和职业病患者处理办法的规定》，发布了第一个职业病名单，将职业病确定为14种，1987年对《职业病目录》进行调整，增加到9类99种。2002年，为配合《职业病防治法》的实施，原卫生部联合原劳动保障部发布了《职业病目录》，将职业病增加到10类115种。我国现行的《职业病分类和目录》（以下简称《职业病目录》）于 2013 年发布，将职业病分为 10 类 132 种，这 10 类职业病分别包括：职业性尘肺病及其他呼吸系统疾病、职业性皮肤病、职业性眼病、职业性耳鼻喉口腔疾病、职业性化学中毒、物理因素所致职业病、职业性放射性疾病、职业性传染病、职业性肿瘤及其他职业病。

随着我国社会经济的快速发展，新技术、新材料、新工艺的广泛应用，产业结构升级换代，新业态、新工种和新工作方式不断产生，以及重大及新发传染病的流行，劳动者接触的职业病危害因素更为复杂、多样，尘肺病、职业中毒等传统职业病尚未得到完全控制，工作相关肌肉骨骼疾病、职业紧张等新的职业健康问题不断出现，现行《职业病目录》已不能全面反映当前职业健康面临的突出问题。为适应新时期职业健康工作需要，特别是《"健康中国 2030"规划纲要》的相关要求，结合我国社会经济发展水平，适时对现行《职业病目录》进行修订。

20. 职业病病人依法享受国家规定的职业病待遇。确诊为职业病后，应及时申请工伤认定以便享受工伤待遇。

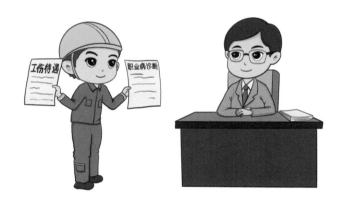

【释义】

为了保护劳动者的健康权益，《职业病防治法》规定了职业病病人享受相应的职业病待遇，包括安排治疗、康复和定期检查；对不适宜继续从事原工作的职业病病人，应当调离原岗位，并妥善安置；用人单位对从事接触职业病危害的作业的劳动者，应当给予适当岗位津贴；职业病病人变动工作单位，其依法享有的待遇不变。此外，劳动保障行政部门依据职责加强对工伤保险的监督管理，确保劳动者依法享受工伤保险待遇。

职业病属于工伤的一种类型。劳动者患职业病的，经过工伤认定和劳动能力鉴定后可享受工伤保险待遇。但工伤认定是有时限规定的，通常情况下，劳动者被诊断、鉴定为职业病后，所在单位应当在 30 日内向社会保险行政部门提出工伤认定申请。用人单位没有及时提出申请的，工伤职工本人或者其近亲属、工会组织在被诊断、鉴定为职业病之日起 1 年内，可以直接提出工伤认定申请。因此，及时申请工伤认定才能有效保障后续享受工伤保险待遇。如果用人单位没有在规定的时限内提交工伤认定申请，在此期间又发生了符合《工伤保险条例》规定的工伤待遇等有关费用，则这些费用由用人单位负担。

21. 职工应当参加工伤保险，由用人单位缴纳工伤保险费，用人单位未缴纳工伤保险的，职业病相关的医疗和生活保障由该用人单位承担。

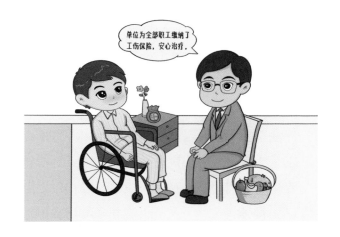

【释义】

　　工伤保险是社会保险的一个重要组成部分，通过社会统筹建立工伤保险基金，对劳动者发生意外伤害、职业病造成死亡或丧失劳动能力时，本人或其近亲属能够从国家、社会得到必要的物质补偿。工伤保险具有强制性和单方性。《中华人民共和国社会保险法》中明确规定：职工应当参加工伤保险，由用人单位缴纳工伤保险费，职工不缴纳工伤保险费。用人单位单方缴纳保险费也是各国的通行做法，这有别于其他社会保险项目强调用人单位、劳动者个人双方分担风险，由双方缴纳保险费用的做法。同时，工伤保险又有非营利性和互助性的特点。国务院发布的《工伤保险条例》明确指出，工伤保险的目的是保障因工作遭受事故伤害或者患职业病的职工获得医疗救治和经济补偿，促进工伤预防和职业康复，分散用人单位的工伤风险。工伤保险能够有效保障受伤害职工的合法权益，有利于妥善处理事故和恢复生产，维护正常的生产、生活秩序，维护社会安定。

尽管法律法规规定了用人单位必须参加工伤保险，但还是有一些用人单位没有参加工伤保险，特别是在劳动者罹患职业病后，出现用人单位推卸责任的情况，使本来就遭受职业病折磨的劳动者更是雪上加霜，苦不堪言。为了保护职业病病人的合法权益，《职业病防治法》中明确规定：劳动者被诊断患有职业病，但用人单位没有依法参加工伤保险的，其医疗和生活保障由该用人单位承担。

22. 职业病病人除依法享有工伤保险外，依照有关民事法律，尚有获得赔偿权利的，有权向用人单位提出赔偿要求。用人单位不存在或无法确定劳动关系的职业病病人，可以向地方人民政府部门申请医疗和生活方面的救助。

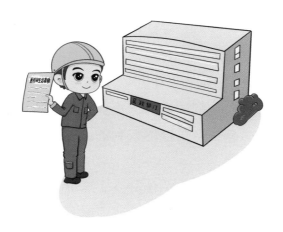

【释义】

《职业病防治法》规定，用人单位必须依法参加工伤保险，保障职业病病人依法享受国家规定的职业病待遇，如安排职业病病人进行治疗、康复和定期检查。不适宜继续从事原工作的应当调离原岗位并妥善安置等。依法参加工伤保险的职业病病人，其诊疗、康复费用，伤残以及丧失劳动能力的职业病病人的社会保障，按照国家有关工伤保险的规定执行。在认真落实这些规定的情况下，职业病病人的诊疗康复费用及有关社会保障可以得到相当程度的解决。但是，在某些情况下，劳动者因患职业病所受到的损害还有可能没有得到完全补偿。职业病病人有权要求用人单位进行赔偿，法律保护职业病病人的正当权利。此外，部分高风险、管理不规范的企业存在不参加工伤保险的情况，导致许多职业病病人的合法权益无法得到保障。针对这种情况，法律规定劳动保障行政部门应当加强对工伤保险的监督管理，确保劳动者依法享受工伤保险待遇。职业病病人除依法享有工伤保险外，依照有关民事法律，尚有获得赔偿的权利的，有权向用人单位提出赔偿要求。

经济活动中，用人单位分立、合并、解散、破产等情况时有发生，为了保障职业病病人权益，法律规定，用人单位在发生上述情形时应当对从事接触职业病危害作业的劳动者进行健康检查，并按照国家有关规定妥善安置职业病病人。用人单位不存在或无法确定劳动关系的职业病病人，可以向地方人民政府医疗保障、民政部门申请医疗和生活方面的救助。地方政府也应当采取相应措施，使这些职业病病人获得医疗救治。

二、职业健康保护基本知识

23. 职业病危害因素导致不良健康效应的严重程度与接触危害因素的水平有关。

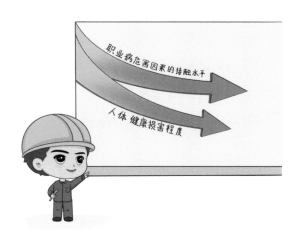

【释义】

　　职业病危害因素包括职业活动中存在的各种有害的化学、物理、生物因素，以及在作业过程中产生的其他职业危害因素，《职业病危害因素分类目录》列出粉尘、化学、物理、放射、生物，以及其他6类459种危害因素。接触职业病危害因素的水平，即劳动者可能接触职业病危害因素的剂量，一般用接触浓度或者强度表示。不良健康效应是指劳动者因接触职业病危害因素而产生或出现的有害健康效应或毒作用效应。如刺激、腐蚀、急慢性毒性、致敏、生殖毒性及致癌作用。剂量-效应关系是指不同接触水平的职业病危害因素与接触该危害因素的劳动者发生不良健康效应之间的关系。由于职业病危害因素作用的性质、健康损害的发生时间、损害部位、是否可以恢复，以及化学有害物质的毒性、接触浓度和时间、个体差异等，化学有害物质导致的人体健康损害有所不同，只有达到一定水平的接触，才会引起健康损害。

24. 长期吸入矿物性粉尘导致的尘肺病是不可逆的疾病。生产性粉尘的控制应采取综合防控措施，遵循"革、水、密、风、护、管、教、查"八字方针。不能用棉纱口罩和医用口罩代替防尘口罩。

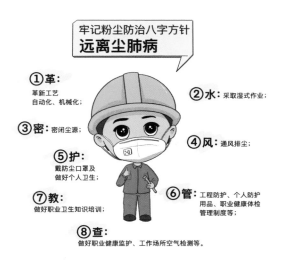

牢记粉尘防治八字方针
远离尘肺病

① 革：革新工艺 自动化、机械化；
② 水：采取湿式作业；
③ 密：密闭尘源；
④ 风：通风排尘；
⑤ 护：戴防尘口罩及做好个人卫生；
⑥ 管：工程防护、个人防护用品、职业健康体检管理制度等；
⑦ 教：做好职业卫生知识培训；
⑧ 查：做好职业健康监护、工作场所空气检测等。

【释义】

生产性粉尘指在生产活动中产生的能够较长时间飘浮于生产环境中的固体颗粒物，是污染作业环境，损害劳动者健康的重要化学有害因素。矿物性粉尘包括石英、石棉、滑石、煤等，是引起尘肺病发生的最主要的致病因素。根据粉尘的粒径的大小，可将其分为可吸入性粉尘（直径小于 15 微米的粉尘颗粒）和呼吸性粉尘（直径小于 5 微米的尘粒），能够进入肺泡并潴留、引起尘肺病的粉尘，主要是呼吸性粉尘。尘肺病是由于生产环境中长期吸入生产性粉尘而引起的以肺组织纤维化为主要特征的疾病，一旦得病很难治愈，但完全可以预防。长期以来，我国在尘肺病防治实践中总结出行之有效的"革、水、密、风、护、管、教、查"的粉尘综合治理"八字方针"，其代表性含义分别为：①革，改革生产工艺和革新生产设备，这是消除粉尘危害的根本途径；②水，即湿式作业，可以有效降低环境粉尘浓度；③密，将尘源密闭，不让粉尘逸出；④风，加强机械通风，抽风除尘；⑤护，即个人防护，佩戴防护用品；⑥管，对防尘设施进行经常性维修，加强职业卫生管理；⑦教，加强宣传教育，让工人知道如何做好粉尘危害防护；⑧查，定期检查环境空气中粉尘浓度和接触工人的定期体格检查。个人防尘用品包括：防尘口罩、防尘眼镜、防尘安全帽、防尘衣和防尘鞋等。

纱布口罩的阻尘原理是机械式过滤，当粉尘冲撞到纱布时，经过一层层的阻隔将一些大颗粒粉尘阻隔在纱布中，但是对于呼吸性粉尘而言，会从纱布的网眼中穿过，直接进入呼吸道深处和肺泡区，对人体健康造成影响，而多层佩戴也不会增强防护效果。普通医用口罩分为内、中、外三层，内层为亲肤材质（普通卫生纱布或无纺布），中层为隔离过滤层（超细聚丙烯纤维熔喷材料层），外层为特殊材料抑菌层（无纺布或超薄聚丙烯熔喷材料层），当生产性粉尘浓度很大，熔喷布饱和以后，就起不到防尘效果，而且此类口罩为非密合型口罩，粉尘可从周边进入口罩内，因此防护效果无法满足工作岗位需要。防尘口罩通过静电吸附、重力沉积、惯性沉积、扩散沉积和直接捕获等原理过滤粉尘，与棉纱口罩和普通医用口罩比较，具较好的防尘效果。

25. 工作中接触化学有害因素应注意预防化学中毒，严格执行操作规程，加强工作场所通风，规范佩戴个体防护用品，定期参加职业健康检查。

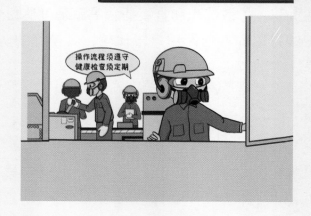

加强工作场所通风换气，保持室内空气流通

操作流程须遵守
健康检查须定期

【释义】

劳动者在生产活动中容易接触到的原料、中间产品、成品以及废气、废水、废渣中的化学有害物质，会导致健康损害。化学有害物质以粉尘、烟尘、雾、蒸气或气体的形态散布于工作场所空气中，主要通过呼吸道进入体内，同时具有脂溶性和水溶性的化学有害物质还可以经皮肤吸收，有时也可经消化道进入体内。根据化学有害因素的性质可将其分为化学毒物和粉尘。化学毒物主要包括：金属及类金属、有机溶剂、刺激性气体、窒息性气体、苯的氨基硝基化合物、农药。由于化学毒物的毒性、接触浓度和时间、个体差异等因素的影响，职业中毒可分为急性、亚急性和慢性中毒三种，损害的靶器官或系统包括神经系统（例如，昏迷）、呼吸系统（例如，化学性肺炎）、血液系统（例如，白血病）、消化系统（例如，中毒性肝病）、泌尿系统（例如，中毒性肾病）、循环系统（例如，高血压）、生殖系统（例如，自然流产和自带先天性出生缺陷）及皮肤等。

工作场所通风是控制工作场所空气中化学毒物浓度的有效措施。工作场所通风按通风系统分为自然通风和机械通风。自然通风是依靠室外风力造成的风压与室内外空气的温差而使空气流动的一种方式。机械通风是利用通风机产生的压力，使得工作场所新鲜空气和污浊空气进行交换的一种方式。按工作场所实施的通风原则分为全面通风和局部通风。全面通风是指在一个工作场所内全面进行通风换气，用新鲜空气稀释或全部替换污浊空气，使工作场所有害因素的浓度符合国家职业卫生标准。局部通风是指在作业环境某些局部区域建立良好的空气环境，在有害因素扩散前将其排除的通风系统。

接触粉尘、有毒、有害物质的劳动者应当根据不同粉尘种类、粉尘浓度及游离二氧化硅含量和毒物的种类及浓度配备相应的呼吸器、防护服、防护手套和防护鞋等。对于噪声接触水平在 80~85 分贝的劳动者，用人单位应当根据劳动者需求为其配备适用的护听器；对于噪声接触水平大于 85 分贝的劳动者，用人单位必须为劳动者配备适用的护听器，并指导劳动者正确配戴和使用。劳动防护用品的选择还应当考虑其佩戴的合适性和基本舒适性，根据个人特点和需求选择适合号型、式样。

职业健康检查分为上岗前、在岗期间和离岗时的职业健康检查。上岗前检查的主要目的是发现有无职业禁忌证，为从事接触职业性有害因素的劳动者建立基础职业健康档案。在岗期间定期职业健康检查的目的，主要是早期发现职业病病人或疑似职业病病人或劳动者的其他健康异常改变。离岗时检查是确定劳动者在停止接触职业病危害因素时的健康状态，若最后一次在岗检查是在离岗前 90 日内，可视为离岗检查。上岗前和离岗时的职业健康检查均为强制性检查。定期检查的强制性与否及其检查周期，根据不同职业病危害因素的性质、工作场所有害因素的浓度或强度、目标疾病的潜伏期和防护措施等因素决定。

26. 工作中接触硫化氢、一氧化碳等有害气体应注意预防窒息和刺激性气体中毒，严格执行操作规程，定期检修设备，防止生产过程中的"跑、冒、滴、漏"，加强通风和日常监测，作业场所设置警示标识，装置自动报警设备，正确佩戴供氧式防毒面具。

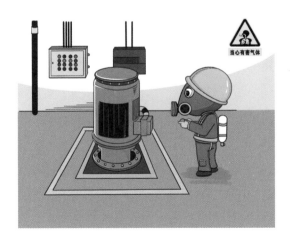

【释义】

刺激性气体是指对眼、呼吸道黏膜和皮肤具有刺激作用，引起机体以急性炎症、肺水肿为主要病理改变的一类气态物质。刺激性气体通常以局部损害为主，特点是引起眼、呼吸道黏膜及皮肤不同程度的炎性病理反应，刺激作用过强可引起喉头水肿、肺水肿以及全身反应。其毒作用表现为眼和上呼吸道刺激症状（如流泪、畏光、以及咽部充血等），以及中毒性肺水肿。预防与控制措施包括：①技术措施，采用耐腐材料制造的生产设备并经常维修，防止生产工艺流程的跑、冒、滴、漏；生产和使用刺激性气体的工艺流程应进行密闭抽风；物料输送、搅拌采用自动化；②个体防护装备选用有针对性的耐腐蚀防护用品。穿着工作服，佩戴橡胶手套和护目镜，根据接触不同的气体佩戴不同滤毒盒的防毒面具，面具应定期进行性能检查，以防失效；③定期监测空气中气体浓度，及时发现问题，及时治理。

窒息性气体是指被人体吸入后，可使氧的供给、摄取、运输和利用发生障碍，使全身组织细胞得不到或不能利用氧，而导致组织细胞缺氧窒息的气体。窒息性气体中毒后，以神经系统受损最为突出，表现为脑缺氧症状，出现剧烈头痛、头昏、耳鸣、眼花、视物模糊、颞部血管压迫和搏动感，并有恶心、呕吐、心悸、胸闷、四肢无力和步态不稳等症状，可与血红蛋白结合的气体中毒会导致皮肤呈樱桃红色。窒息性气体中毒的预防重点为：①严格管理制度，制订并严格执行安全操作规程；②定期检修设备，防止跑、冒、滴、漏；③作业环境设置警示标识，装置自动报警设备，如一氧化碳报警器等；④正确佩戴防毒面具，佩戴步骤包括：将防毒面具盖住口鼻，然后将头带框套拉至头顶；用双手将下面的头带拉向颈后，然后扣住；对防毒面具进行密合性测试，保证面具密合性能良好，用手掌盖住防毒面具滤毒盒座的连接口，缓缓吸气，若感到呼吸有困难，则表示佩戴防毒面具密闭性良好。若感觉能吸入空气，则需重新调整防毒面具位置及调节头带松紧度，消除漏气现象。

《职业病防治法》明确规定，用人单位应当实施由专人负责的职业病危害因素日常监测，并确保监测系统处于正常运行状态。用人单位应委托有资质的职业卫生技术服务机构对工作场所窒息性和刺激性气体定期进行职业病危害因素检测。

27. 工作场所长期接触高强度噪声可导致听力损伤甚至耳聋，应做好噪声源和噪声传播的控制，规范佩戴防噪声耳塞或耳罩，并定期进行职业健康检查。

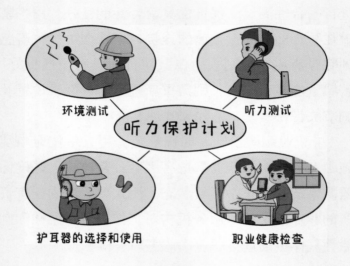

环境测试　　听力测试

听力保护计划

护耳器的选择和使用　　职业健康检查

【释义】

长期暴露在高强度的噪声环境下，会损伤机体的听觉系统。早期多为可逆性、生理性改变，但长期接触高强度噪声，会出现不可逆性、病理性损伤，导致听力不能恢复到正常水平甚至耳聋。影响噪声危害大小的因素有很多：①噪声的强度和频率。噪声强度越大，危害越大，一般认为80分贝（A声级）以下的噪声相对安全，长期接触85分贝（A声级）以上的噪声，主诉症状和听力损失程度均随声级增加而增加；强度相同时，高频噪声比低频噪声危害大。②接触噪声的时间和方式。实践证明，接触时间越长对人体影响越大，缩短接触时间可以减轻噪声的危害，连续接触噪声比间断接触危害更大。③噪声的性质不同，危害也不同。脉冲噪声比稳态噪声危害大。④与其他有害因素（如高温、低温等）共同存在时，可加重噪声的危害程度。⑤对噪声敏感度较高或者患有耳病者，即使接触时间不长，也可能出现明显的听力改变。

　　噪声是工业生产过程中最常见的职业病危害因素之一，接触噪声人数多，行业分布广，职业性噪声聋是我国法定的职业病。每周工作5天，每天工作8小时，或者等效换算为每周工作40小时的情况下，噪声的职业接触限值为85分贝（A声级）。工作场所存在噪声的企业，应掌握工作场所噪声危害现况，采取控制声源、阻断噪声传播路径等综合措施控制作业场所的噪声强度，这是从根本上解决噪声危害的有效方法。

　　劳动者确需在高噪声环境中工作时，应规范并且全程佩戴个体防护用品，做到有效防护。可根据作业场所噪声强度和作业特点选择满足降噪效果的耳塞或耳罩，必要时也可同时佩戴耳塞和耳罩。此外，应尽可能缩短噪声暴露时间，休息时离开噪声环境，以使听觉疲劳得以恢复。对从事接触噪声作业的劳动者，应定期进行职业健康检查，特别是纯音听阈测试，观察听力变化情况，以便及早发现听力损伤，及时采取有效的预防措施，如调离噪声作业岗位等。

28. 长时间在高温高湿环境中工作要注意预防中暑，严重中暑可致死亡，应合理设计工艺流程，采取通风降温、隔热等技术措施，供给含盐清凉饮料、补充营养，特殊高温作业劳动者须佩戴隔热面罩和穿着隔热、阻燃、通风防热服。

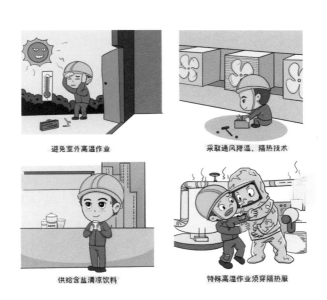

避免室外高温作业   采取通风降温、隔热技术

供给含盐清凉饮料   特殊高温作业须穿隔热服

【释义】

高温作业指有高气温、或有强烈的热辐射、或伴有高气湿相结合的异常气象条件、相应指数超过

规定限值的作业（见 GBZ 2.2—2007 表 8 工作场所不同体力劳动强度 WBGT 限值）。高温作业时，人体可出现一系列生理功能改变，主要为体温调节、水盐代谢、循环系统、消化系统、神经系统、泌尿系统等方面的适应性变化。超过机体调节适应的生理限度时，则可影响机体健康，导致急性热致疾病（例如，中暑等）和慢性热致疾病（慢性热衰竭、高血压、心肌损害、消化系统疾病、缺水性热衰竭等）。其中，环境温度过高、湿度大、风速小、劳动强度过大、劳动时间过长是中暑的主要因素。中暑按发病机制分为热射病、热痉挛和热衰竭三种类型。其中以热射病最为严重，临床特点为突然发病，体温升高可达 40 摄氏度以上，开始时大量出汗，以后出现"无汗"，可伴有皮肤干热、意识障碍、昏迷等症状，死亡率甚高，即使迅速救治，仍有 20%~40% 的病人死亡。职业性中暑是我国法定职业病。

在防暑降温措施方面：首先，合理设计工艺流程，改进生产设备和操作方法是改善高温作业劳动条件的根本措施，生产自动化可使劳动者远离热源，并减轻劳动强度。其次，隔热是防止热辐射的重要措施，如水幕、隔热水箱等，尤以水的隔热效果最好。另外，要注意通风降温，热量大、热源分散的高温车间仅靠自然通风是不够的，要利用进风口、排风口每小时换气 30~50 次以上，以使余热及时排出。在健康保健方面，对高温作业劳动者应及时补充含盐饮料和营养，一般每人每天供水 3~5 升，盐 20 克左右，少量多次饮水，水温不宜高于工作地点环境温度，最好为 8~12 摄氏度。此外还应补充能量、蛋白质、维生素和钙等。在个体防护方面，可以穿着浅色透气的工作服，户外作业注意遮阴和休息；特殊高温作业劳动者，如清理钢包等工种，须佩戴隔热面罩和穿着隔热、阻燃、通风的防热服，如喷涂金属的隔热面罩、铝膜隔热服等，以防止强烈热辐射。

29. 工作中接触放射线可能导致急、慢性放射性疾病、癌症或遗传疾患。从事放射工作作业时，应正确使用放射防护用品，正确佩戴个人剂量计。进入可能存在大剂量的放射工作场所时，需携带报警式剂量仪。

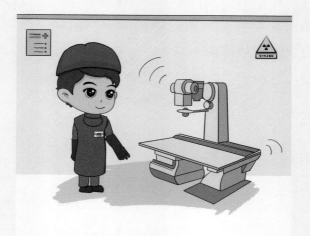

【释义】

人体一次接受大剂量电离辐射作用可致急性放射病，长期受到 20 毫希沃特及以上的照射可导致慢性放射病。国际辐射防护委员会（International Commission on Radiological Protection，ICRP）将电离辐射生物效应分为确定性效应和随机性效应，确定性效应包括全身小剂量照射的生物效应、大剂量照射所致不同类型不同程度的放射病及局部组织器官受照所致的损伤，如骨髓、甲状腺、肺脏、眼晶状体、皮肤及性腺损伤。辐射致癌是典型的随机性效应，如果发生基因突变的细胞在生殖细胞，信息传给后代产生损伤效应为遗传效应。

对放射工作场所和放射性同位素的运输、贮存，用人单位必须配置防护设备和报警装置，保证接触放射线的工作人员佩戴个人剂量计，开展工作人员个人剂量监测和建立个人剂量监测档案；放射工作人员进行不同类型的放射检查时需要佩戴的个人防护用品和辅助防护设施。工作人员进入涉放射源的放射治疗机房时应佩戴个人剂量报警仪。

30. 长期伏案低头作业、固定体位作业或前倾坐姿工作要通过伸展活动、间歇性休息等方式，避免颈椎病、肩周炎和腰背痛的发生。

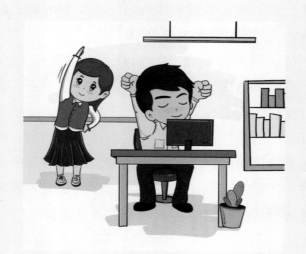

【释义】

生产劳动过程中，一些工作任务需要劳动者长时间保持某种特定的姿势或处于一种强迫体位，如长期伏案低头作业、固定体位作业或前倾坐姿工作。反复或长时间转身、弯腰，颈部长期前屈、后伸、侧弯和扭曲等不良姿势可引起肌肉疲劳，甚至形成与工作相关的肌肉骨骼疾病，如颈椎病、肩周炎和腰背痛等。这些疾患的主要特征是疼痛、不适与活动受限。危险因素主要包括生物力学因素、社会心理因素、个体因素。

腰背痛是患病率最高的一种肌肉骨骼疾患，站姿工作和坐姿工作均可发生腰背痛，其中以站立负重工作发病率最高。发病原因主要有：抬举或用力搬移重物；弯腰和扭转（姿势不当）；身体受震动；气候因素（冷、潮湿、受风）；重体力劳动；工作相关的心理社会因素（如紧张、寂寞、缺乏社会支持、工作满意度低）。

颈、肩、腕损伤，主要见于坐姿工作，表现为疼痛、肌张力减弱、感觉过敏或麻木、活动受限等。主要原因是长时间保持一种姿势，特别是不自然或不正确的姿势，例如头部过分前倾，头部重心偏移增加颈部负荷；工作台高度不合适，前臂和上臂抬高，导致肩部肌肉过度紧张；手部反复屈伸、用力等频繁活动或进行重复、快速的操作。腕部损伤主要见于工作时腕部反复屈伸的人员，常见的疾患是"鼠标手"。

对工作相关肌肉骨骼疾病的预防，应采取工效学预防措施，按照工效学原则设计灵活的工作环境，改进工作场所设施和设备，使流水线、工作台、座椅、键盘等的高度可以调节，设备的设计符合人体解剖、生理、心理特点以及人体测量数据；应根据工作任务、劳动强度、工作时间以及工人的生理、心理适应能力进行合理安排，创造宽松的工作环境，调整作业制度，合理安排工作节奏，定期进行工种轮换，适当增加工休时间，提供工间休息的场所；应设置工间操、工后操，劳动者个人应积极参加体育活动，增加机体耐受力和抵抗力；对劳动者实施工效学有关知识的培训，充分了解肌肉骨骼疾患发生的原因及防护知识；为劳动者提供足够的职业卫生防护咨询的资源。

31. 长期站姿作业要通过适当走动等
方式保持腰部、膝盖放松，防止
静脉曲张。

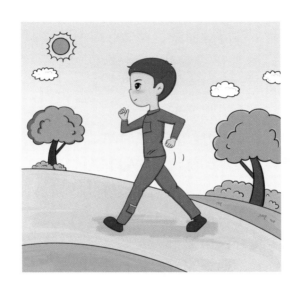

【释义】

　　长时间站立是引起下肢静脉曲张的重要因素，其发病率较正常人高 60%。劳动引起的下肢静脉曲张多见于长期站立或行走的工作，如果站立的同时还需要负重，则发生这种疾患的机会就更多。常见部位在小腿内上部。出现下肢静脉曲张后感到下肢及脚部疲劳、坠胀或疼痛，严重者可出现水肿、溃疡、化脓性血栓静脉炎等。

站立工作导致下肢静脉曲张的病因，主要是人体的下肢远离心脏，当静脉血回流时，受到的心脏收缩挤压作用相对小。站立时，下肢静脉内的压力显著增大，加之经常采取直立体位，下肢肌肉收缩机会较少，影响静脉回流。

预防下肢静脉曲张，要做好以下几点：

（1）参加体育锻炼，如游泳、跑步、下蹲练习、踢腿练习，增加下肢肌肉和血管的循环，以缓解长时间站立引起的小腿酸痛。

（2）避免久站：避免长时间站立，在工作期间做举重练习或深蹲练习，减轻下肢的负担。处于站立位时，勿长时间让两腿承受重力，可有所侧重，使双侧下肢轮番得到休息。

（3）配穿医用弹力袜或弹力绷带：长期从事重体力劳动和长期站立工作的人群，多做踝关节的屈伸活动，以减轻浅静脉腔内的压力。可在医生指导下选择穿医用弹力袜或弹力绷带来预防下肢静脉曲张。弹力袜的大小要合乎个人的腿径，必须注意弹力袜应平整无褶皱。在每天下床之前，将双腿举高慢慢套入，晚上睡觉前将弹力袜脱下。

（4）夜晚休息前可进行自我按摩，有条件的可进行热水浸浴。睡前泡脚有助于促进血液循环，缓解腿部酸痛。经常按摩腿部，以缓解肌肉酸痛和疼痛，促进局部血液循环，缓解疲劳。

32. 工作压力过大或暴露于极端场景可能会损害身心健康，要积极学习心理健康知识，或寻求专业帮助予以缓解。

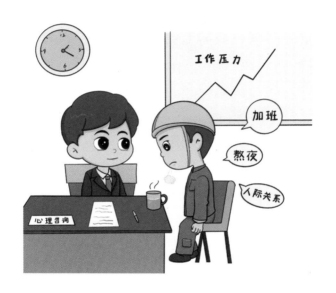

【释义】

工作压力来源于工作特征因素、个体在组织中的角色、工作中的人际关系、职业生涯发展和组织的结构和气氛。工作场所的暴力、歧视、骚扰等事件也会产生工作压力。

当我们感到压力时，身体释放的皮质醇激素开始在血液中积累，从而导致：①免疫功能降低，更易受到各种细菌和病毒感染，并可能导致更严重的疾病；②记忆力减退，由于压力的累积而产生过多的皮质醇激素对大脑有破坏性的影响，会导致大脑中海马体的退化，从而导致记忆丧失，这可能意味着老年痴呆症；③心脏病，在高水平的压力下，血压会持续上升，这意味着泵到心脏的血液量增加，超过必要的量，从而增加了心脏病发作的可能性；④肥胖，长时间的压力和皮质醇对身体的作用会导致肥胖，这与高血压和胆固醇导致的心脏病有关。⑤心理健康问题。

预防工作压力的措施有：

①养成健康的生活方式，做到健康饮食和饮食均衡，减少咖啡因和糖的摄入量，避免酒精、香烟，远离毒品，确保足够的睡眠，参加体育活动，增加社会交往，这是最快、最及时、最有效的减压方法。②为娱乐和放松腾出时间，这是另一种减少压力的重要方法，因为你的头脑会变得清晰，远离那些压力源。

心理健康问题能够通过调节自身情绪和行为、寻求情感交流和心理援助等方法解决。采取乐观、开朗、豁达的生活态度，把目标定在自己能力所及的范围内，调适对社会和他人的期望值，建立良好的人际关系，培养健康的生活习惯和兴趣爱好，积极参加社会活动等，均有助于保持和促进心理健康。精神疾病是可以预防和治疗的。如果怀疑有明显心理行为问题或精神疾病，要及早去精神专科医院或综合医院的心理科或精神科咨询、检查和诊治。

33. 抑郁、焦虑可有效防治，需及早评估，积极治疗。

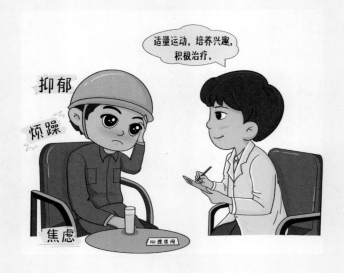

【释义】

　　抑郁症和焦虑症是两种常见的精神障碍。出现心情压抑、愉悦感缺乏、兴趣丧失，伴有精力下降、食欲下降、睡眠障碍、自我评价下降、对未来感到悲观失望等表现，甚至有自伤、自杀的念头或行为，持续存在 2 周以上，就有可能患了抑郁症。突然或经常莫名其妙地感到紧张、害怕、恐惧，常伴有明显的心慌、出汗、头晕、口干、呼吸急促等躯体症状，严重时有濒死感、失控感，如频繁发生，就有可能患了焦虑症。

一过性的或短期的抑郁和焦虑情绪，可通过自我调适或心理咨询予以缓解和消除，不用过分担心。如果怀疑自己患有抑郁症和焦虑症，不要有病耻感，要尽早主动就医，及时、规范治疗。抑郁症和焦虑症都是由多种因素造成的精神疾病，不要歧视抑郁症和焦虑症病人。

34. 合理膳食、适量运动、戒烟限酒、心理平衡，有利于维护和促进身心健康。

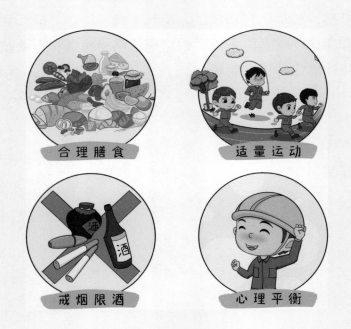

合理膳食

适量运动

戒烟限酒

心理平衡

【释义】

健康生活方式是指朝向健康或被健康结果所强化的行为模式，包括合理安排膳食、坚持适量运动、保持心态平和、改变不良行为、自觉保护环境和学习健康知识等。

合理膳食是指能提供全面、均衡营养的膳食。食物多样，才能满足人体各种营养需求，达到合理营养、促进健康的目的。国家卫生健康委发布的《中国居民膳食指南》为合理膳食提供了权威指导。

适量运动是指运动方式和运动量适合个人的身体状况，动则有益，贵在坚持。运动应适度量力，选择适合自己的运动方式、强度和运动量。健康人可以根据运动时的心率来控制运动强度，最大心率＝220－年龄，每周至少运动 3 次。

吸烟的人，不论吸烟多久，都应该戒烟。戒烟越早越好，任何时候戒烟对身体都有好处，都能够改善生活质量。过量饮酒会增加患某些疾病的风险，并可导致交通事故及暴力事件的增加。建议成年男性一天饮用的酒精量不超过 25 克，女性不超过 15 克。

心理平衡是指一种良好的心理状态，即能够恰当地评价自己，应对日常生活中的压力，有效率地工作和学习，对家庭和社会有所贡献的良好状态。乐观、开朗、豁达的生活态度，将目标定在自己能力所及的范围内，建立良好的人际关系，积极参加社会活动等均有助于个体保持自身的心理平衡状态。

三、职业健康保护基本技能

35. 知晓获取职业健康信息和服务的途径。

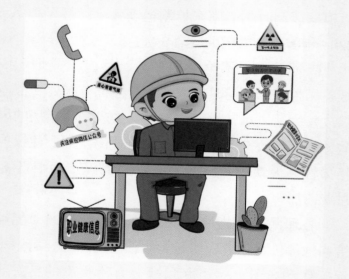

【释义】

劳动者知晓获取职业健康信息和服务的途径有：

（1）劳动者的用人单位：根据《职业病防治法》，员工入职后，其用人单位应当如实告知相关职业危害的信息。依据《职业病防治法》第三章第三十九条，劳动者享有下列职业卫生保护权利：

1）获得职业卫生教育、培训。

2）获得职业健康检查、职业病诊疗、康复等职业病防治服务。

3）了解工作场所产生或者可能产生的职业病危害因素、危害后果和应当采取的职业病防护措施。

4）要求用人单位提供符合防治职业病要求的职业病防护设施和个人使用的职业病防护用品，改善工作条件。

5）对违反职业病防治法律、法规以及危及生命健康的行为提出批评、检举和控告。

6）参与用人单位职业卫生工作的民主管理，对职业病防治工作提出意见和建议。

第三十二条规定，用人单位与劳动者订立劳动合同（含聘用合同，下同）时，应当将工作过程中可能产生的职业病危害及其后果、职业病防护措施和待遇等如实告知劳动者，并在劳动合同中写明，不得隐瞒或者欺骗。

劳动者在已订立劳动合同期间因工作岗位或者工作内容变更，从事与所订立劳动合同中未告知的存在职业病危害的作业时，用人单位应当依照前款规定，向劳动者履行如实告知的义务，并协商变更原劳动合同相关条款。

（2）媒体、网络及宣传：通过媒体，网络获取自己所需的职业健康信息应该是现代最便捷的方式。职业卫生网、职业卫生安全网等可以查阅到职业卫生的相关信息。

（3）其他渠道：目前有资质的职业卫生服务机构越来越多，也承担着职业卫生相关咨询和评价工作。

36. 知晓本岗位职业病防治规章制度和操作规程。

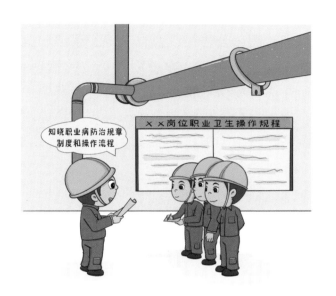

知晓职业病防治规章制度和操作流程

××岗位职业卫生操作规程

【释义】

《职业病防治法》第三十四条规定，劳动者应当遵守职业病防治法律、法规、规章和操作规程。为此，劳动者需要通过参加用人单位组织的各种培训、学习，包括合同告知、公告栏、岗前和岗中培训等，知晓与本岗位相关的职业病防治法律、法规、规章和制度等的管理要求，掌握本岗位操作规程，包括设备设施操作规程和相应的职业防护操作规程等。尤其是职业防护操作规程或要求，包括防护设施的正确操作、个人防护用品的正确佩戴等。

如粉尘作业岗位：劳动者需要通过参加各种培训和学习，包括合同条款的告知、岗前、岗中职业卫生培训、阅读公告栏以及自学等，了解职业病防治法律、法规、规章，熟悉用人单位的管理制度，知晓所在岗位粉尘危害来源、危害程度及防护基本知识，掌握岗位操作规程和粉尘工程防护设施操作规程以及呼吸防护用品的正确使用等。

37. 理解本岗位职业病危害警示标识和说明。

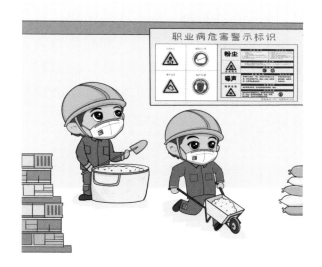

【释义】

《职业病防治法》第二十四条规定，用人单位对产生严重职业病危害的作业岗位，应当在其醒目位置，设置警示标识和中文警示说明。警示说明应当载明产生职业病危害的种类、后果、预防以及应急救治措施等内容。

设置职业病危害警示标识和说明是用人单位加强对产生严重职业病危害作业岗位管理的重要举措，其目的旨在使劳动者产生警觉，并采取相应的防护措施。劳动者需要通过参加各种培训、学习，知晓警示标识和说明（包括各种图形标识、警示线、警示语句和文字）的含义，并能够遵照其所提示的意见和建议，采取正确的防护措施。

用人单位应当根据《职业病防治法》及其配套法规、规章和标准等的要求，针对岗位职业病危害特点，规范设置职业病危害警示标识和说明，并将其内容和含义等相关知识纳入对劳动者的岗前和岗中培训与考核。

38. 理解本岗位有关的职业病危害因素检测结果和建议。

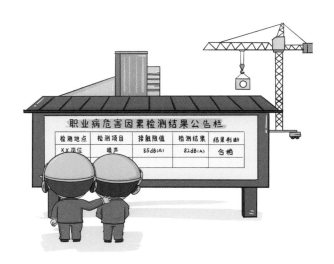

【释义】

《职业病防治法》第二十四条规定，产生职业病危害的用人单位，应当在醒目位置设置公告栏，公布工作场所职业病危害因素检测结果。工作场所职业病危害因素检测结果反映作业岗位职业病危害程度，结果超标意味着健康危害风险高，需要分析超标原因，并依照报告建议及用人单位管理制度采取有效的防护措施；不超标意味着相对安全，但仍然需要根据检测报告建议及用人单位管理制度执行相关的防护要求。

劳动者应当通过参加培训、学习等，知晓本岗位产生/存在的职业病危害因素种类、来源及健康影响，并知道从用人单位设置的公告栏或职业卫生档案等途径获取本岗位职业病危害因素的检测结果，知晓本岗位所涉及职业病危害因素的职业接触限值，知晓检测结果超过限值（超标）或达到限值的不同水平，意味着健康风险的高低和所需采取的防护措施，并能遵照要求正确执行。

39. 遇到急性职业伤害时，能够正确自救、互救并及时报告。

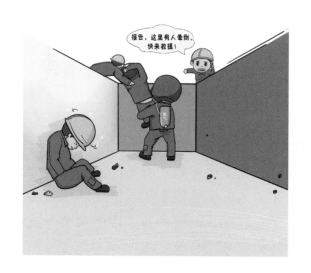

【释义】

常见急性职业伤害包括有毒气体泄漏导致中毒、化学性毒物泄漏导致窒息、酸碱化合物泄漏导致灼伤、高温中暑等。

发生有毒气体泄漏时：应快速撤离现场，佩戴相应的个体防护用具。如果现场没有防护用具或者防护用具数量不足，也可应急使用湿毛巾或衣物捂住口鼻进行逃生。

室外撤离时沉着冷静确定风向，然后根据毒气泄漏源位置，向上风向或沿侧风向转移撤离，即逆风逃生；另外，根据泄漏物质的比重，选择沿高处或低洼处逃生，但切忌在低洼处滞留。室内撤离时沿安全撤离指示标识指引向最近的安全出口撤离。

脱去被污染的衣物，用清水彻底冲洗被污染的皮肤和双眼。

化学性毒物导致窒息时：立即迅速脱离中毒现场至空气新鲜处。一旦发现病人出现呼吸停止、心脏停搏，立即给予心肺复苏。心肺复苏有三个步骤，依次是胸外心脏按压，开放气道，人工呼吸。胸外心脏按压即救护者将一只手掌根放在伤病员胸骨正中两乳头连线水平，双手掌根重叠，十指相扣，掌心翘起，两臂伸直，以髋关节为支点，用上半身的力量垂直按压。按压深度至少 5 厘米，按压频率至少 100 次 / 分钟，连续按压 30 次；用仰头举颏法打开气道；口对口人工呼吸（婴儿口对口鼻），吹气时间 1 秒钟，连续吹 2 口气。30 次胸外按压，2 次人工呼吸，为一个循环，连续做五个循环，然后判断伤病员有无呼吸。如果无呼吸，继续做五个循环，直至复苏成功或救护车到来。积极参加现场急救技能培训，掌握心肺复苏技术。

遇到酸碱化合物泄漏导致灼伤时：立即脱离中毒现场，脱去被污染的衣物，立即用流动肥皂水、清水彻底冲洗皮肤和毛发。眼内溅入毒物，需用清水彻底冲洗至少 15 分钟。

遇到高温中暑时：迅速离开高温环境，到通风良好的阴凉处安静休息，给予含盐清凉饮料。若体温过高，应迅速采取降温措施。

除上述以外，职业伤害还包括机械伤害、高处坠落、电击伤害等。对开放型损伤的伤口，需要无菌敷料包扎，以防再污染；伤口出血量大时，应暂时压迫止血；发生骨折时，在搬移前应先固定骨折部位；对触电者，应迅速脱离电源，用不导电的物体如干燥的木棒或橡胶塑料制品将电源拨开，对呼吸心搏停止者立即进行心肺复苏。

应急处理后，应告知单位管理者，填写事件报告卡。

40. 需要紧急医疗救助时，能拨打120或合作医疗机构联系电话。

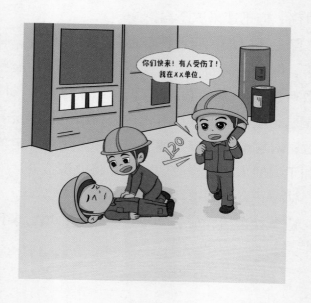

【释义】

受伤严重时，例如吸入有毒气体或误食毒物出现中毒症状、中暑导致意识障碍、昏迷、密闭空间工作出现呼吸困难、昏迷、外伤严重等情况，在对病人实施现场急救的同时，需拨打120急救电话或合作医疗机构联系电话寻求医疗救助。拨打120急救电话或合作医疗机构联系电话，接通后，要准确报告详细地址、主要病情，以便救护人员做好救治准备。必要时，呼救者可通过电话接受医生指导，为病人进行急救。应保持电话畅通，方便救护人员与呼救者联系；在保证有人看护病人的情况下，最好安排人员在住宅门口、交叉路口、显著地标处等候，引导救护车出入。

若是出现成批伤员或中毒患者，必须报告事故缘由、罹患的大致数目，以便120调集救护车辆、报告政府部门及通知各医院救援人员集中到出事地点。

41. 体表被放射性核素污染时，能够立即实施去污洗消；放射性核素进入体内时，能够尽快寻医进行阻吸收和促排。

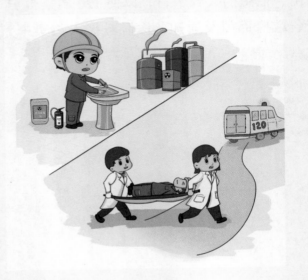

【释义】

人体体表被放射性核素污染时，原则上应尽快去除干净，尽快收集样品和有关资料，进行分析和测量，以确定污染放射性核素的种类和数量；应尽快清除初始污染部位的污染，阻止人体对放射性核素的吸收，加速排除人体的放射性核素；对放射性核素污染严重人员，应认真估算摄入量和剂量，采取加速排出治疗措施，并追踪观察，治疗时应权衡利弊，既要减少放射性核素的吸收和沉积，以降低辐射效应的发生率，又要防止加速排出措施可能给机体带来毒副作用。特别要注意因内污染核素的加速排出加重肾脏损害的可能性。

减少放射性核素的吸收包括减少从呼吸道、经胃肠道、健康体表、创伤体表和其他（眼部）等的吸收。体表被放射性核素污染时，为了减少健康体表放射性核素吸收，采用水清洗或专用去污剂清洗。

水清洗：用约 40 摄氏度的温水加中性肥皂或洗涤剂冲洗，或用软毛刷刷洗。洗涤应遵循以下顺序：先轻污染部位后重污染部位，身体部位从上到下，特别注意皮肤褶皱和腔隙部位的清洗。上述程序可重复进行 2~3 遍。

专用去污剂清洗：初步清洗后，对残存污染部位，宜针对不同的放射性核素污染采取专用去污剂清洗：稀土元素、钍和超钍元素，建议用 1% 二乙烯三胺五乙酸（DTPA）的酸性溶液（pH 3~5）或稀盐酸溶液（pH=1）；铀污染宜用 1.4% 碳酸氢钠等渗溶液；对难以去除的不明放射性核素污染可采用 5% 次氯酸钠，乙二胺四乙酸（ethylenediaminetetraacetic acid，EDTA）肥皂或 DTPA 肥皂；6.5% 高锰酸钾水溶液刷洗或浸泡污染部位后，再用新配制的 5% 亚硫酸氢钠溶液（或 10%~20% 盐酸羟胺溶液）刷洗脱色。

42. 出现心理问题，懂得向心理健康热线或医疗机构寻求专业帮助。

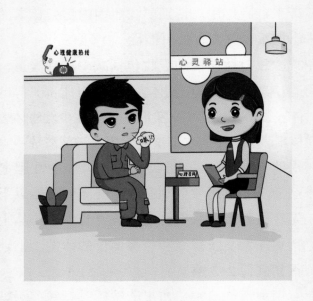

【释义】

　　每个人一生中都会遇到各种心理健康问题。当自我调适不能缓解时，可求助于心理健康热线、医院的相关科室、专业的心理咨询机构和社会工作机构等，获得心理咨询或心理治疗，及时疏导情绪，预防心理行为问题和精神障碍发生。求助的内容通常包括：寻求专业评估和诊断、获得心理健康知识教育、接受心理咨询、心理治疗与药物治疗等。

　　由于对心理问题的误解，如认为心理问题就是精神病，或担心周围的人对自己有看法等，而不愿寻求专业帮助，会导致心理问题加重，危害健康。求助于专业人员既不等于有病，也不等于病情严重。相反，往往是心理比较健康的人更能够积极求助，他们更勇于面对问题、主动作出改变、对未来有更乐观的态度。积极求助本身就是一种能力，也是负责任、关爱自己、有智慧的表现。

43. 发生工作场所暴力或骚扰时，能主动报告或报警。

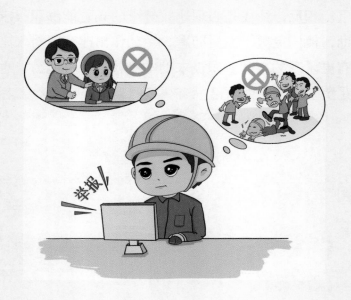

【释义】

　　工作场所暴力和骚扰是指一系列造成或可能导致生理、心理、性伤害或经济伤害的不可接受的行为和做法，常见的有欺凌、威胁、攻击、羞辱、恐吓、排挤及性骚扰等。人人都有权在工作环境中免受暴力和骚扰，对工作场所出现的暴力和骚扰零容忍。

　　当遭受暴力和骚扰侵害时，应向施暴者或骚扰者直接表达拒绝的态度及立场，要求或呵斥其立即停止不当行为。同时，注意收集证据，采取录音、录像、截屏等方式保留相关资料。

主动向单位职业健康和安全部门、人力资源部门、纪检部门或工会等相关部门，通过热线电话、专用信箱、电子邮箱等方式投诉、举报，必要时报警和向人民法院提起诉讼。

积极参加单位组织开展的预防和制止暴力和骚扰的指导、教育和培训，提高对暴力和骚扰的认识，了解本单位预防和制止暴力和骚扰制度的内容，知晓本人在单位预防和制止暴力和骚扰的权利和义务，提高收集和保存证据的意识和能力。提高防范意识和能力，当有合理理由认为工作环境由于存在暴力和骚扰而对生命、健康或安全构成迫在眉睫的严重危险时，有权撤离这种工作环境。

四、健康工作方式和行为

44. 遵守与职业健康相关的法律法规、规章制度和操作规程。

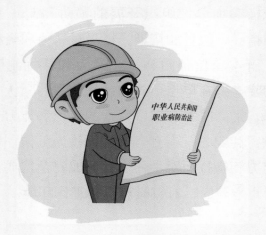

【释义】

《职业病防治法》第二十条规定，用人单位应当建立、健全职业卫生管理制度和操作规程。《职业病防治法》第三十四条规定，劳动者应当学习和掌握相关的职业卫生知识，增强职业病防范意识，遵守职业病防治法律、法规、规章和操作规程。劳动者作为自己健康的第一责任人，应该遵守与职业健康相关的法律法规、规章制度和操作规程，提高自我保护意识，主动预防职业病和工作相关疾病，以保障自身免受不必要的职业危害，保护自身健康及其相关权益，是劳动者参与职业健康保护行动的具体体现之一，也是对自身负责、对企业负责、对社会负责的体现，是劳动者应尽的义务。

《职业病防治法》第三十四条规定，用人单位应督促劳动者遵守职业病防治法律、法规、规章和操作规程，指导劳动者正确使用职业病防护设备和个人使用的职业病防护用品。如劳动者不履行该义务，用人单位应当对其进行教育。

45. 积极参与用人单位的职业健康民主管理，对职业病防治工作提出意见和建议。

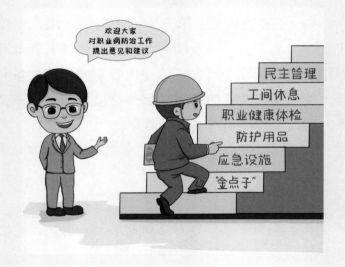

【释义】

《职业病防治法》第三十九条规定，劳动者的职业卫生保护权利中包括参与用人单位职业卫生工作的民主管理，对职业病防治工作提出意见和建议。

劳动者工作在生产一线，职业健康状况如何，最有发言权。劳动者是职业病防治工作的主要受益者，应提高参与民主管理的积极性、主动性和创造性，及时提出合理化建议。可直接向管理人员就职业健康工作提意见或建议，也可以通过职工代表、工会小组长等经由职工代表大会或工会组织进行集体表达，还可以采取匿名形式，通过意见箱或邮件等形式参与民主管理。

用人单位应建立职工代表大会制度，工会和职工代表大会应认真维护劳动者生命安全和身体健康权利。职业安全卫生工作应列入职工代表大会议事日程，并作为"民主评议、厂务公开"的内容。工会组织职工代表视察、督查企业职业安全卫生工作情况，认真履行民主监督职能。需要通过多种方式鼓励、引导、接纳、培养劳动者发挥主人翁精神，主动参与到职业健康工作之中，如开展"金点子工程""你我来找茬"等活动，认真听取劳动者对职业健康工作的意见、建议和要求，积极解决存在的问题，改善劳动条件和作业环境。

46. 积极参加职业健康教育与培训，主动学习和掌握职业健康知识和防护技能。

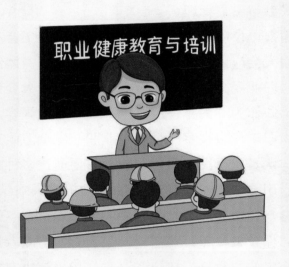

【释义】

（1）《职业病防治法》第三十四条规定，用人单位应当对劳动者进行上岗前的职业卫生培训和在岗期间的定期职业卫生培训，普及职业卫生知识。初次培训时间不得少于8学时，继续教育不得少于4学时，培训及继续教育的周期为一年。用人单位应用新工艺、新技术、新材料、新设备，或者转岗导致劳动者接触职业病危害因素发生变化时，要对劳动者重新进行职业卫生培训，视作继续教育。劳动者应当学习和掌握相关的职业卫生知识，增强职业病防范意识。

（2）劳动者是自己健康的第一责任人，对家庭和社会都负有健康责任。应倡导健康工作方式，树立健康意识，积极参加职业健康教育和培训，学习和掌握与职业健康相关的各项制度、标准，了解工作场所存在的危害因素，掌握职业病危害防护知识、岗位操作规程、个人防护用品的正确佩戴和使用方法，加强劳动过程防护，学习掌握现场急救知识和急性危害的应急处置方法，能够做到正确的自救、互救，提升应急处置等职业健康技能。

（3）劳动者需要发挥主观能动性，通过不同途径、不同方式的主动学习，掌握职业健康知识和防护技能。遇到职业健康问题时，积极主动获取职业健康相关信息。提高理解、甄别、应用职业健康信息的能力，优先选择从卫生健康行政部门等政府部门及职业卫生专业机构等正规途径获取职业健康知识。

47. 正确使用和维护职业病防护设备并能判断其运行状态。

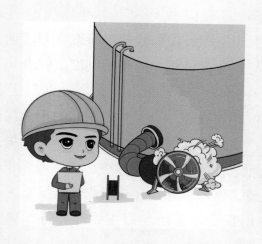

【释义】

（1）《职业病防治法》第二十二条规定，用人单位必须采用有效的职业病防护设施，并为劳动者提供个人使用的职业病防护用品。第二十五条规定，对职业病防护设备、应急救援设施和个人使用的职业病防护用品，用人单位应当进行经常性的维护、检修，定期检测其性能和效果，确保其处于正常状态，不得擅自拆除或者停止使用。

（2）职业病防护设施是指消除或者降低工作场所的职业病危害因素的浓度或者强度，预防和减少职业病危害因素对劳动者健康的损害或者影响，保护劳动者健康的设备、设施、装置、构（建）筑物等的总称。职业病防护设备通常指职业病防护设施中具体的器材、装备、装置等，如在可能发生急性职业损伤的有毒、有害工作场所配置的冲眼器、流动水龙头以及冲淋设备。

（3）职业病防护设备作为劳动者和职业病危害之间的屏障，其是否有效，对劳动者的职业健康管理起着十分关键的作用。劳动者应该严格按照操作规程，正确使用和维护职业病防护设备并能判断其运行状态。用人单位应建立相应的管理制度，责任到位，有人负责，每日巡检，及时维修。正确使用和维护职业病防护设备并能判断其运行状态，不仅是做好职业病防治工作的需要，也是保护劳动者自身健康和生命安全的需要，同时也是保护身边其他劳动者的需要。

（4）当发现职业病防护设备有异常情况时，应及时查找原因并进行修复，使之正常运行。

48. 正确选用和规范佩戴个体防护用品。

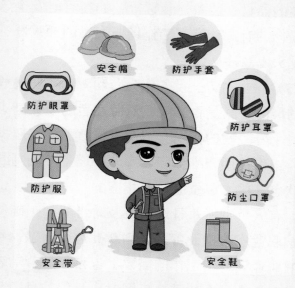

安全帽　防护手套

防护眼罩

防护服

防护耳罩

防尘口罩

安全带　安全鞋

【释义】

劳动者在作业过程中，应当严格落实岗位安全责任，遵守本单位的安全生产规章制度和操作规程，服从管理，正确佩戴和使用劳动防护用品。常见的个体防护用品有防噪声耳塞、防尘（毒）口罩、护目镜、防酸碱手套等。

对于粉尘而言，劳动者接触一般粉尘（如煤尘、水泥尘、木粉尘、云母尘、滑石尘及其他粉尘）应选用至少KN90级别的防尘口罩；接触石棉、矽尘、金属粉尘（如铅尘、镉尘）、砷尘、烟（如焊接烟、铸造烟）应选用至少 KN95 级别的防尘口罩，接触放射性颗粒物应选用至少 KN100 级别的防尘口罩；接触致癌性油性颗粒物（如焦炉烟、沥青烟等）应选用至少 KP95 级别的防尘口罩。

对于化学毒物而言，劳动者在立即威胁生命和健康浓度（指有害环境中空气污染物浓度达到某种危险水平，如可致命、可永久损害健康或可使人立即丧失逃生能力）的环境中，应选用隔绝式正压呼吸器；工作场所毒物浓度超标不大于 10 倍，使用送风或自吸过滤半面罩；工作场所毒物浓度超标不大于 100 倍，使用送风或自吸过滤全面罩；工作场所毒物浓度超标大于 100 倍，使用隔绝式或送风过滤式全面罩；接触酸、碱性溶液、蒸气，还应选用防酸碱面罩、防酸碱手套、防酸碱服、防酸碱鞋。

对于噪声而言，劳动者暴露于工作场所 80 分贝 ≤ $L_{EX, 8h}$ < 85 分贝的，劳动者可根据需求配备适用的护听器；劳动者暴露于工作场所 $L_{EX, 8h}$ 为 85~95 分贝的应选用护听器 SNR 为 17~34 分贝的耳塞或耳罩；劳动者暴露于工作场所 $L_{EX, 8h}$ ≥ 95 分贝的应选用护听器 SNR ≥ 34 分贝的耳塞、耳罩或者同时佩戴耳塞和耳罩，耳塞和耳罩组合使用时的声衰减值，可按二者中较高的声衰减值增加 5 分贝估算。

49. 正确识别有机溶剂有毒成分。

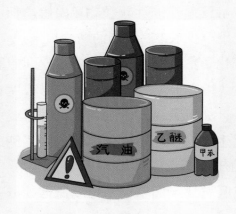

【释义】

　　有机溶剂是一大类在生产中广泛应用的有机化合物，分子量不大，它存在于涂料、粘合剂、漆和清洁剂中，常见于皮革、皮毛及其制品业、家具制造业、石油加工业、有机化工原料制造业、涂料及颜料制造业、染料制造业等。经常使用有机溶剂如苯及苯系物、丙酮、二硫化碳、氯仿、甲醇、环己烷等，其特点是在常温常压下呈液态，具有较大的挥发性，主要通过呼吸道和皮肤进入人体，主要影响人体的神经系统、造血功能、肝肾功能及皮肤黏膜等。

　　劳动者使用有机溶剂前应知晓用人单位应提供的中文说明书。说明书应当载明产品特性、有机溶剂主要成份、存在的有害因素、可能产生的危害后果、安全使用注意事项、职业病防护以及应急救治措施等内容。产品包装应当有醒目的警示标识和中文警示说明。贮存有机溶剂的场所应当设置危险物品标识。

　　劳动者有权在正式上岗前从用人单位获得作业场所使用的有机溶剂的特性、有害成分、预防措施、教育和培训资料。

50. 正确使用工作场所冲洗和喷淋设备。

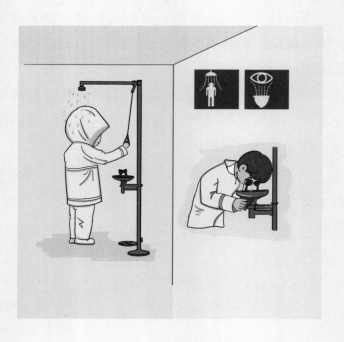

【释义】

　　工作场所冲洗和喷淋设备是在有毒有害危险作业环境下使用的应急救援设备，当发生有毒有害物质（如酸、碱等化学液体）喷溅到工作人员身体、脸、眼时，冲洗和喷淋设备可以对人的眼睛和身体进行紧急冲洗或冲淋，以把伤害程度减轻到最低限度。

　　劳动者应按照用人单位规章对可能发生眼部和皮肤急性职业损伤的有毒有害工作场所设置的冲洗和喷淋设备进行定期维护。同时，劳动者还要根据事故应急救援预案，进行定期演练。

51. 进入受限空间作业要做到一通风、二检测、三监护。

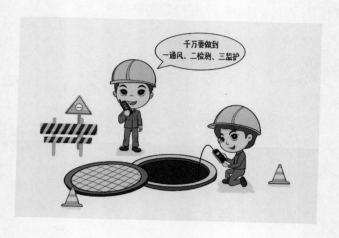

【释义】

受限空间是指工厂的各种设备内部（炉、塔釜、罐、仓、池、槽车、管道、烟道等）和城市（包括工厂）的隧道、下水道、沟、坑、井、池、涵洞、阀门间、污水处理设施等封闭、半封闭的设施及场所（船舱、地下隐蔽工程、密闭容器、长期不用的设施或通风不畅的场所等），以及农村储存红薯、土豆和其他蔬菜的井、窖等。通风不良的矿井也应视同受限空间。受限空间作业涉及的领域广、行业多，作业环境复杂，危险有害因素多，容易发生安全事故，造成严重后果；作业人员遇险时施救难度大，盲目施救或救援方法不当，又容易造成伤亡扩大。劳动者进入受限空间作业必须做到"先通风、再检测、后作业"，严禁通风、检测不合格作业。"一通风"是指与大气相通的设施进行自然通风，必要时，可采取强制通风，采用管道送风时，送风前应对管道内介质和风源进行分析确认，禁止向受限空间充氧气或富氧空气；"二检测"是指作业前对受限空间进行气体采样分析，分析合格后方可进入，采样点应有代表性；"三监护"是指在受限空间外应设有专人监护，且协同作业人员检查职业卫生措施，统一联系信号，不得脱岗。

52. 发现职业病危害事故隐患应当及时报告。

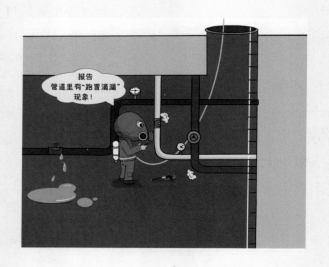

【释义】

　　劳动者应当学习和掌握相关职业卫生知识，遵守有关劳动保护的法律、法规和操作规程，正确使用和维护职业中毒危害防护设施及其用品；发现职业病危害事故隐患，如用人单位随意拆除或者停止使用职业病防护设施、应急救援设施，或者相关防护设施无法正常运行等时，应当及时向当地卫生行政部门报告。

53. 从事接触职业病危害作业应积极参加上岗前、在岗期间和离岗时的职业健康检查，关注检查结论，并遵循医学建议，需要复查的要及时复查。

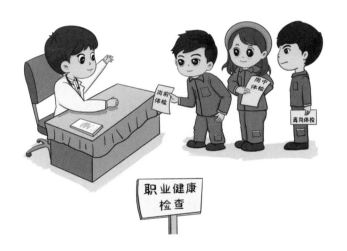

【释义】

　　劳动者从事接触《职业病危害因素分类目录》中的危害因素作业时，应该进行职业健康检查。职业健康检查包括上岗前、在岗期间和离岗时的职业健康检查。

　　上岗前的职业健康检查的目的是发现有无职业禁忌，建立接触职业病危害因素人员的基础健康档案，通过上岗前检查，科学评价劳动者是否适合从事该工种的工作。

在岗期间职业健康检查的目的是判断劳动者是否适合继续从事该工种的作业，早期发现职业病病人或疑似职业病病人或劳动者的其他健康异常改变，及时发现有职业禁忌的劳动者。

离岗时职业健康检查的目的是了解劳动者离开工作岗位时的健康状况，以分清健康损害的责任。

为充分保障劳动者的知情权，用人单位应当及时将职业健康检查结果及职业健康检查机构的建议以书面形式如实告知员工。劳动者是自身健康的第一责任人，因此在收到职业健康检查报告后，劳动者应仔细阅读检查结果，确认自己在本岗位工作是否存在职业禁忌，或离岗时的健康状况。劳动者应按照体检机构给出的建议，应关注异常结果及需要复查的项目并及时复查。如发现自己出现与从事的职业相关的健康损害，首先必须调离原岗位，以避免加重健康损害。同时，单位应给予妥善安置，包括调离工种和岗位、医学观察、诊断、治疗和疗养等一系列措施。

54. 发现所患疾病可能与工作有关，及时到职业病防治专业机构进行咨询、诊断、治疗和康复。

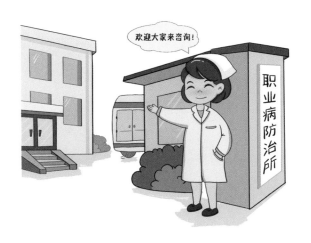

欢迎大家来咨询！

职业病防治所

【释义】

　　与工作有关的疾病可能是职业病，也可能是工作相关疾病。劳动者应该提高自身健康素养，当发生疾病时，要有意识考虑该疾病是否与工作相关联，如出现由于工作导致的腰背部长期过度负荷或不良作业方式而引起的腰背痛，则应采用工效学措施尽量避免这些工作相关因素的影响，在避免工作相关因素影响后病症仍不能缓解，则应尽快就医。

　　当劳动者意识到自身疾病可能与工作中接触

某种职业性有害因素相关、有可能是职业病时，应及时到当地的职业病防治机构就诊，通过专业的咨询、检查、诊断，确定是否患有职业病，并进行相应的治疗和康复。

55. 避免长时间连续工作或不良姿势作业，合理安排工间休息和锻炼。

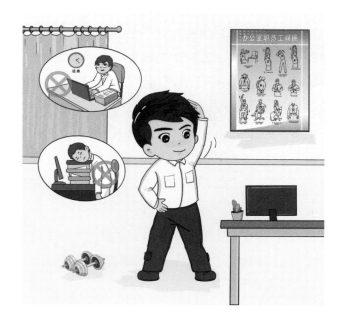

【释义】

《劳动法》第三十六条和国务院《关于职工工作时间的规定》的有关规定，我国现行的标准工时制度是劳动者每日工作时间不超过八小时，平均每周工作时间不超过四十小时。常见的不良姿势作业，如在头顶、限定位置、有限空间、极度弯曲或伸展、持续倾斜、身体不可及或跪、躺、蜷曲或蹲伏等作业。

　　长时间连续工作得不到休息，会导致人体超负荷运转，对身心健康造成影响，甚至导致免疫力下降及内分泌失调。不良姿势作业，会影响血液循环，使肌肉反应能力降低，出现腰椎肩颈酸痛等肌肉骨骼损伤。所以，劳动者应避免长时间连续工作或不良姿势作业，在工作中应根据身体状况适时休息或安排工间操等锻炼。

　　比如长时间伏案低头工作或长期前倾坐姿的职业人群，教师、交通警察、医生、护士等以站姿作业为主的职业人群，驾驶员等长时间固定体位作业的职业人群应按照《职业健康保护行动》中给出的建议，在工作中保持正确姿势，适时变换体位缓解肌肉疲劳，合理休息以保证身体健康。

56. 了解身心健康状况，懂得自我健康管理。

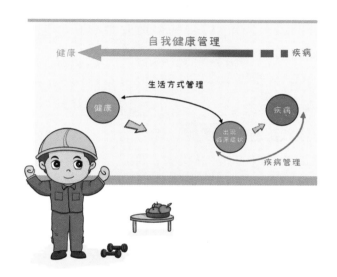

【释义】

世界卫生组织（WHO）对健康的定义是：健康不仅仅是没有疾病或虚弱，而是身体、心理和社会适应的完好状态。这就提示我们，健康除了身体健康外，还涉及心理健康以及社会适应度。

健康影响因素中，个体的行为和生活方式占60%，因此劳动者应该了解自己的身心健康状况，懂得并进行自我健康管理。

自我健康管理是基于健康管理的理念，个体对自身健康状态以及影响因素进行分析和评估，主动寻求健康咨询和指导，并对健康危险因素采取就医治疗、适量运动或合理营养等综合干预措施而进行的健康维护过程。缺乏自我健康管理能力是导致人们处于亚健康状态、导致健康状况恶化的重要原因之一。

进行自我健康管理包括以下主要内容：首先需要了解自我健康状况，在身体检查的基础上，对自身健康状况有一个主观、综合的评定，也可以对比过去评定当下的健康状态；第二，积极参加培训，主动学习健康知识，重点了解与自身工作生活有关的健康信息，树立预防为主的健康理念并付诸行动；第三，采取健康工作和生活方式，规范佩戴和使用个体防护用品预防控制职业危害，做到合理膳食、适量运动、戒烟限酒和心态平衡；第四，提升自身健康素养和技能，学习和掌握《中国公民健康素养——基本知识与技能》。

57. 积极学习心理健康知识，增强维护心理健康的能力。

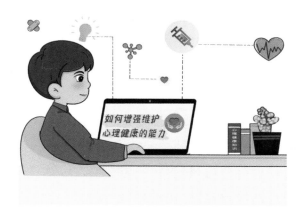

【释义】

《健康中国行动（2019—2030年）》（五）心理健康促进行动中指出：心理健康是人在成长和发展过程中，认知合理、情绪稳定、行为适当、人际和谐、适应变化的一种完好状态，是健康的重要组成部分。当前，我国正处于经济社会快速转型期，人们的生活节奏、工作节奏明显加快，竞争压力不断加剧，个体心理行为问题及其引发的社会问题日益凸显。积极学习心理健康知识，增强维护心理健康的能力，有助于改善劳动者心理健康水平，提高幸福感，促进构建和谐、平等、信任、宽容的工作场所人文环境。

普及心理健康知识、提升心理健康素养是提高劳动者心理健康水平最根本、最经济、最有效的措施之一。当前我国劳动者对常见精神障碍和心理行为问题的认知率仍比较低，缺乏对心理健康服务专业性、有效性的认识，这制约了人们对心理健康服务的需要和利用。为此，亟须通过心理健康教育和健康促进，提升劳动者心理健康素养水平，使劳动者了解心理健康知识和求助信息，正确认识心理问题，出现问题及时寻求专业帮助。

劳动者维护心理健康的具体能力包括：

一是能正确认识心理健康问题，树立"每个人是自己心理健康第一责任人"意识。

二是能使用科学的方法缓解压力。

三是规律作息，重视睡眠健康。

四是培养科学的运动习惯。

五是能正确认识抑郁、焦虑等常见情绪问题。

六是出现心理行为问题能及时求助，主动到专业机构咨询或治疗。

七是精神疾病治疗能遵医嘱。

八是能关怀理解精神疾病病人，做到不歧视。

九是能关注家庭成员和身边同事的心理状况。

58. 用科学的方法缓解压力，不逃避，
不消极。

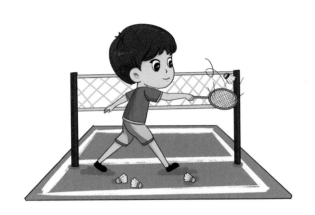

【释义】

　　面对工作和生活中的各种压力，人们会采取不同的方式进行缓解。需要注意的是，有些减压方式看起来当时能够舒缓心情，但弊大于利，是不健康的减压方式。例如，吸烟、饮酒、过度购物、暴饮暴食、沉迷游戏等方式。虽然当时可能带来心情的缓解，但是也会带来更多的身心健康和工作、生活适应的问题。

　　通过学习科学有效的减压方式可以更好地应对压力，维护心身健康。

　　第一，调整自己的想法。找出导致不良情绪的消极想法；根据客观现实，减少偏激、歪曲的认

识；找到工作的意义和价值感等。

第二，积极寻求人际支持。选择合适的倾诉对象，获得情感支持和实际支持。

第三，保持健康的生活方式。采用适量运动和健康的兴趣爱好等方式调节情绪。

第四，改善对工作的控制能力。加强时间管理，提高工作能力，积极有意义地参与工作决策，平衡工作 - 家庭关系等。

判断什么是科学的减压方式，主要是看这种方式是否有利于更好的应对现实问题，是否有利于长远的心身健康。

59. 理解和关怀精神心理疾病患者，不歧视，不排斥。

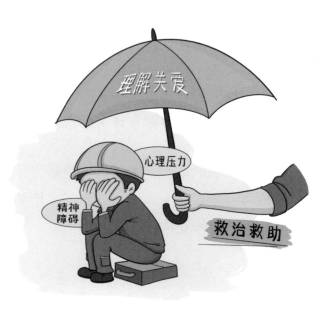

【释义】

　　精神心理疾病患者因其自身的一些不正常行为可能给身边的事物和人以及社会带来一定的伤害以及危险感，所以人们对其产生厌恶和逃避。但是精神心理疾病患者仍然和正常人一样，具有平等的尊严和权利。精神心理疾病患者和躯体疾病患者一样，也是疾病的受害者，应得到人们的理解和帮助。在国际社会以及我国，禁止歧视和保护精神心理疾病患者已经成为共识。《中华人民共和国精神卫生法》第一章第五条明确提出"全社会应当尊重、理解、关爱精神障碍患者。"人们对于精神心理疾病的恐惧和排斥很多是出于对疾病的不了解。实际上，精神心理疾病在得到有效治疗后，可以缓解乃至康复。因此，精神心理疾病患者经过有效治疗，症状得到控制后，可以承担家庭功能、工作职能与社会角色。把患者排除在正常的人际交往和工作环境之外，是不必要的，也是不恰当的，会为患者及其家庭带来新的压力。对于能够维持工作能力的精神心理疾病患者，为其提供适当的工作和生活环境，有利于病情的好转和康复。

60. 掌握新冠病毒感染和其他传染病防治相关知识和技能，养成良好卫生习惯，加强自我防护意识。

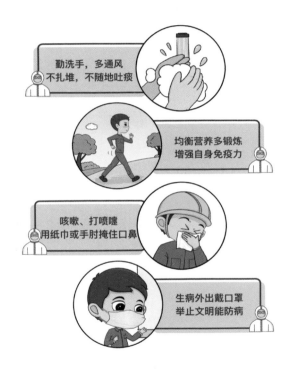

勤洗手，多通风
不扎堆，不随地吐痰

均衡营养多锻炼
增强自身免疫力

咳嗽、打喷嚏
用纸巾或手肘掩住口鼻

生病外出戴口罩
举止文明能防病

【释义】

在人类发展史上，大规模的传染病不仅让人类付出惨痛的代价，同时也改变了人类的生存和文明的进程。近些年来，由"非典"、埃博拉出血热、禽流感、新冠病毒感染等新发传染性疾病引发的全球公共卫生事件层出不穷，严重威胁到人民群众生命安全和经济社会发展。传染病防控不仅要依靠各级政府、专业机构和医疗卫生工作者，同样需要每个个体的广泛参与。劳动者应进一步提高做好自己健康第一责任人的意识，做到如下几方面：

第一，提高自我防范意识。主动了解新冠病毒感染、艾滋病、乙肝等传染病的危害、防治知识和相关政策，避免和减少易感染传染病的危险行为。

第二，充分认识疫苗对于预防疾病的重要作用。

第三，养成良好的卫生习惯。如咳嗽、打喷嚏时用胳膊或纸巾掩口鼻，不随地吐痰。

第四，讲究个人卫生，做好防护。如勤洗手、科学佩戴口罩等。

参 考 文 献

［1］ 中国健康教育中心. 健康教育核心信息汇编［M］. 北京：人民卫生出版社，2020：6-29.

［2］ 李德鸿，赵金垣，李涛. 中华职业医学［M］. 北京：人民卫生出版社，1999.

［3］ ILO. Violence and harassment in the world of work: A guide on Convention No. 190 and Recommendation No. 206 [M/OL],[2021-7-26]. https://www. ilo. org/global/topics/violence-harassment/resources/WCMS_814507/lang--en/index. htm.

［4］ 李涛，李霜，余善法. 工作场所心理健康促进实施指南［M］. 北京：人民卫生出版社，2020.

［5］ 卫学莉，张帆，张力淼. 禁止歧视和保护精神障碍患者权利理论与实践研究［J］. 劳动保障世界，2016，29：21.